护士专科规范化培训手册系列丛书

常见管路护理规范

主编◎徐海英 易 萍 席祖洋

长江出版传媒

湖北科学技术出版社

图书在版编目（CIP）数据

常见管路护理规范 / 徐海英，易萍，席祖洋主编 . —武汉：湖北
科学技术出版社，2024.10

ISBN 978-7-5706-3237-4

Ⅰ．①常…　Ⅱ．①徐…　②易…　③席…　Ⅲ．①护理学
Ⅳ．① R47

中国国家版本馆 CIP 数据核字 (2024) 第 085913 号

策　　　划：冯友仁	责任校对：李子皓　陈雨萌
责任编辑：张荔菲	封面设计：喻　杨

出版发行：湖北科学技术出版社
地　　址：武汉市雄楚大街 268 号（湖北出版文化城 B 座 13—14 层）
电　　话：027-87679468　　　　　　　　　　　　　邮　编：430070

印　　刷：湖北云景数字印刷有限公司　　　　　　　邮　编：430205

787×1092　　　1/16	5.25 印张	103 千字
2024 年 10 月第 1 版		2024 年 10 月第 1 次印刷
定　　价：48.00 元		

（本书如有印装问题，可找本社市场部更换）

《常见管路护理规范》
编委会

主　编	徐海英	易　萍	席祖洋	
副主编	穆远丽	谢　蕾	王　燕	牟思雨
编　委	付爱平	张　杰	温　鑫	尹晓倩
	李清清	余晓露	赵高倩	柳倩倩
	刘　璐	胡少芹	熊　婧	张如艳
	董翠玲	王　婵	王　丹	余亚玲
	李小娟	李春莲	王　玙	沐　雪
	方青文	吴小艳	陈娟娟	何丹蓉
	胡金念	冯丽竹	陈宏宇	李梦雨
	周　轶	林小妹	李　磊	刘　蕾
	黄　杰	张春平	赵云本	薛　瑶
	蒋唯洁	邓　鑫	李艳妮	姚　雪
	鲍　俊	蔡世兰	王梦洁	陈　倩
	李婧伟			
主编单位	宜昌市中心人民医院			
	宜昌市中心人民医院枝江分院			
	枝江市人民医院			

前言

护理学是一门涵盖自然科学、社会科学、人文科学的综合性应用学科。随着科学技术的飞速发展，人民日益增长的多样化护理服务需求不断加大，临床护士应树立"以人为本"的人性化、专业化、规范化护理服务理念。为适应临床护理工作需要，我们组织了多名护理专家，经过前期大量临床调研、征求意见及反复实践，结合医院自身的经验，借鉴国内外医疗技术的新进展和现代化护理管理经验，编写了"护士专科规范化培训手册系列丛书"，旨在指导护理人员进行规范化的护理技术操作，确保临床护理质量。

管路是临床诊断和治疗疾病的重要工具，《常见管路护理规范》一书，内容涵盖置管操作、导管护理及相关并发症的处理，旨在规范临床护士对各种管路的管理及维护，以确保患者安全，促进患者早日康复。本书结合前沿知识进行编撰，具有实用性、科学性、创新性，可作为护理人员临床工作中的指导用书。

本套丛书的编写得到多家三甲医院临床一线护理实践者、管理者和教育者的全力支持和辛苦付出，在此一并表示由衷的感谢。由于时间、经验、水平有限，难免有疏漏和不足之处，敬请读者对书中的不当之处惠予指正！

目录

第一章

输氧管的护理规范

一、置管目的

供临床吸氧用，帮助纠正缺氧状态，减轻心脏负荷，促进组织新陈代谢，提高血氧含量及动脉血氧饱和度。

二、管路分类及有效期

（1）按材质分：硅胶输氧管、聚氯乙烯（PVC）输氧管。

（2）按孔道分：单孔吸氧管、双孔吸氧管。

（3）有效期：灭菌输氧管有效期为 2 年，使用后建议 7 ～ 10 d 更换 1 次。

三、导管选择

根据患者情况合理选择输氧管。

四、常用方法

鼻导管给氧、面罩给氧、呼吸机给氧。

五、导管护理

（1）根据患者情况选择管径、材质合适的输氧管。输氧管顶端应圆滑、无刺激。

（2）输氧管应牢固固定，防止出现牵拉、脱落、扭曲、堵塞、断裂等情况，发现异常及时更换。

（3）输氧管专人专用。输氧管路发生污染或破裂等情况影响使用时，须及时更换。

（4）定时巡视病房，观察患者病情变化，随时检查氧气装置有无漏气，输氧管是否清洁、通畅，氧流量是否合适，倾听患者主诉。

（5）输氧管用后按照医疗垃圾处理，不可随意丢弃。

六、注意事项

（1）严格遵守操作规程，注意用氧安全，切实做好"四防"工作，即防火、防油、防热、防震。

（2）吸氧时，先调节好氧流量，再将输氧管与患者连接；停止吸氧时，先取下输氧管，再关流量表。告知患者切勿自行随意调节氧流量。

（3）湿化水每天更换，湿化瓶及通气导管每周更换，更换后集中送供应室进行消毒处理。

第二章

鼻胃管的护理规范

一、置管目的

为不能经口进食的患者供给食物和药物，保证患者的营养和治疗需要，促进康复。

二、适应证

（1）不能经口进食者，如昏迷、有口腔疾病的患者等。

（2）拒绝进食的患者。

（3）早产儿及病情危重的患者。

三、材质及有效期

（1）材质：硅胶鼻胃管、聚氨酯鼻胃管。

（2）使用有效期：灭菌鼻胃管有效期为 2 年。

（3）置入有效期：硅胶鼻胃管每 15 d 更换 1 次，聚氨酯鼻胃管每 42 d 更换 1 次或按产品说明书要求更换。如发生管路阻塞或不能使用的情况，须立即更换。

四、导管选择

鼻胃管按照全长、外径、壁厚及侧孔数的不同分为若干种规格，根据患者的身高和体形选择合适的鼻胃管。

五、置管操作要点

（一）准备用物

鼻胃管、治疗盘、治疗碗、液体石蜡棉球、一次性治疗巾、一次性手套、30 mL 注射器、听诊器、纱布、别针、胶布、防脱管标识。

（二）操作要领

（1）评估患者身体状况，做好解释工作，告知患者签署知情同意书。

（2）协助患者取半卧位或坐位；昏迷患者取去枕平卧位，头向后仰。

（3）将一次性治疗巾垫于患者颌下，用手电筒检查患者鼻腔，并清洁鼻腔。

（4）检查鼻胃管是否通畅，测量鼻胃管插入深度（一般为前额发髻到胸骨剑突处或由耳垂经鼻尖至胸骨剑突的距离，成人一般为 45 ～ 55 cm，婴幼儿一般为 14 ～ 18 cm）。

（5）用液体石蜡棉球润滑鼻胃管前端，一手托住鼻胃管，另一手将鼻胃管从选定侧鼻腔轻轻插入 10 ～ 15 cm，然后根据患者的具体情况进行后续操作。①清醒患者：嘱患者做吞咽动作，顺势将鼻胃管向前推进，直至预定长度。②昏迷患者：左手将患者头部托起，使其下颌靠近胸骨柄，增大咽部通道的弧度，使管端沿后壁滑行，插入鼻胃管至预定长度。

（6）确认鼻胃管在胃内的方法：①用注射器可抽吸到胃液；②往鼻胃管内注入 10 ～ 20 mL 空气，同时将听诊器置于胃区，可听到气过水声；③将管路末端置于清水碗内，无气泡溢出。

（7）用胶布将鼻胃管固定于鼻尖及面颊部。

（8）鼻胃管上粘贴标识，床头悬挂防脱管标识。

六、导管护理

（1）妥善固定鼻胃管，防止弯折、牵拉、脱落的情况发生。每次鼻饲后予以无菌纱布包裹并用胶布缠绕固定。

（2）保持鼻胃管通畅，避免管路堵塞。每次注入营养液和（或）药物前后用 30 ～ 50 mL 温开水或生理盐水冲管，长时间注入营养液应每隔 8 h 用 30 ～ 50 mL 温开水或生理盐水脉冲式冲管 1 次。

（3）做好患者口腔护理，保持口腔清洁、舒适。

（4）并发症的预防及处理措施。①腹泻、腹胀、肠痉挛、恶心、呕吐和便秘的发生多因患者对营养液不适应或输注的浓度、速度及温度不合适等，应根据具体情况对症处理，选用含膳食纤维的肠内营养制剂可控制腹泻和便秘的发生。②对昏迷、吞咽和咳嗽反射减弱的患者要防止反流、误吸，可将患者床头抬高30°～40°；一旦发生误吸，应立即停止输注，鼓励患者咳嗽，及时清理呼吸道，必要时行气管镜检查，同时给予静脉输液及抗生素，以防肺部感染。

（5）健康指导：①告知患者及其家属留置鼻胃管的重要性、配合要点及注意事项；②注意保护管路，防止滑脱；③嘱患者在出现不适时应及时告知医护人员。

七、注意事项

（1）插管时动作轻柔，避免损伤食管黏膜。

（2）每次鼻饲前应检验鼻胃管是否在胃内。

（3）鼻饲液温度应保持在 38 ～ 40℃，避免过冷或过热；药片应研碎、溶解后注入。

（4）注入营养液时，遵循浓度由低到高、容量由少到多、速度由慢到快的原则。

（5）鼻胃管置管期间密切观察患者有无腹痛、腹泻、恶心、呕吐的症状。

第三章

胃肠减压管的护理规范

胃肠减压术是利用负压吸引和虹吸的原理，将胃管自口腔或鼻腔插入，通过胃管将积聚于胃肠道内的气体及液体吸出，可降低胃肠梗阻患者胃肠道内的压力和膨胀程度，防止胃肠道穿孔患者的胃肠内容物经破口漏入腹腔，并有利于胃肠吻合术后吻合口的愈合。

一、置管目的

在许多急腹症的非手术治疗或观察过程中，可通过胃肠减压管向胃肠道灌注药物；在腹胀严重、呕吐频繁时，使用胃肠减压管可促进胃肠排空，有利于药物的输注及吸收。

二、适应证

（1）肠梗阻。

（2）空腔脏器穿孔。

（3）脾破裂。

（4）食管癌手术。

（5）胃癌手术。

（6）直肠手术。

三、材质及有效期

与前述鼻胃管的材质及有效期相同。

四、置管操作要点

插管时应注意导管插入的长度是否合适，过长的话导管在胃内盘曲，过短则无法接触胃内液体，均会影响减压效果。要使导管侧孔完全达到胃内，起到良好的减压效果，插管深度必须在 55 cm 以上，一般在 55 ~ 68 cm 时减压效果明显。做肠内减压时，若估计长度已达肠腔，但未抽出肠液时，可将导管插至胃再仔细、缓慢插入，动作轻柔，直至成功。食管癌手术日晨常规置管时，若通过梗阻部位受到困难，不能强行插入，以免食管穿孔，可将导管置于梗阻部位上端，待手术中直视下再置于胃中。

五、导管护理

（1）胃肠减压期间应禁食、禁饮，一般应停服药物。如需向胃内注药，则注药后应夹管并暂停减压 1 ~ 2 h，适当补液，加强营养，维持水、电解质的平衡。

（2）导管固定要牢固，防止移位或脱出，尤其是外科手术后胃肠减压。导管一般置于吻合口远端，一旦导管脱出应及时报告医生，切勿再次下管，因下管时可能损伤吻合口而引起吻合口瘘。

（3）保持管路通畅，维持有效负压，每隔 2 ~ 4 h 用生理盐水 10 ~ 20 mL 冲洗管路 1 次。

（4）观察引流物颜色、性质和量，并记录 24 h 引流液总量。观察胃液颜色有助于判断胃内有无出血，一般胃肠手术后 24 h 内胃液多呈暗红色，若有鲜红色液体吸出，说明术后有出血，应停止胃肠减压，并通知医生。引流装置应每天更换 1 次。

（5）加强口腔护理，预防口腔感染和呼吸道感染，必要时给予雾化吸入，以保持口腔和呼吸道的湿润及通畅。

（6）观察胃肠减压后的肠功能恢复情况，并于术后 12 h 鼓励患者在床上翻身，有利于胃肠功能恢复。

（7）拔管通常在术后 48 ~ 72 h，肠鸣音恢复且肛门排气后。拔管时，先将吸引装置与导管分离，捏紧导管末端，嘱患者吸气并屏气，迅速拔出，以减少刺激，防止患者误吸。擦净患者鼻孔及面部胶布痕迹，妥善处理胃肠减压装置。

六、注意事项

（1）若需注入中药，应浓煎，每次 100 mL 左右，防止量过多引起呕吐、误吸。

（2）如引流出胃肠液过多，应注意有无体液不足的情况，结合血清电解质和血气分析结果合理安排输液种类和调节输液量。对于肠梗阻患者，密切观察腹胀等症状有无好转，若引流出血性液体，应考虑绞窄性肠梗阻的可能。对于有消化道出血史的患者，若有鲜血引出，应立即停止引流并积极处理出血。胃肠减压的同时，还要密切观察患者病情变化。

（3）每天给予雾化吸入，插管鼻腔可滴入液体石蜡，以帮助痰液咳出和减少导管对鼻黏膜的刺激，减轻患者咽喉部疼痛。鼓励患者深呼吸，有效咳嗽排痰，预防肺部并发症。

第四章
呼吸机管路的护理规范

呼吸机是一种能代替、控制或改变人的正常生理呼吸，增加肺通气量，改善呼吸功能，减少呼吸功能消耗，节约心脏储备能力的装置。呼吸机管路是连接呼吸机与患者的密闭性管路。

一、置管目的

保持患者气道通畅，有助于清除呼吸道分泌物及进行机械通气。

二、管路分类

（1）按材质分：硅胶呼吸机管路、PVC 呼吸机管路。

（2）按呼吸机分：有创呼吸机管路、无创呼吸机管路。

三、管路消毒方法

常用方法有化学消毒法、气体熏蒸法。

四、置管操作要点

（1）准备用物。

（2）妥善固定导管，调节松紧度，使患者感到舒适，测量导管外露长度。

（3）定时使用气囊压力监测表监测气囊的压力，维持压力在 $25 \sim 30$ cmH$_2$O，无明显漏气。

五、导管护理

（1）加强呼吸机的管理。①调节呼吸机支架或给患者翻身时，妥善固定好人工气道，防止管路牵拉造成气管插管或套管脱出。②加热湿化器时，每天更换湿化液。呼吸机管路专人专用，被污染时及时更换，呼吸机上的过滤网每周清洗，及时添加湿化罐内的灭菌用水，使之保持在所需刻度处。③保持集水杯在管路的最低位，及时倾倒集水杯和管路内的冷凝水。④确保水杯衔接良好。集水杯是呼吸机螺纹管用来储积患者呼吸过程中凝集水的装置，水杯和杯口衔接不当会导致管路发生漏气。⑤连接模拟肺，确认呼吸机处于良好运行状态。

（2）保持人工气道通畅。①湿化：根据痰液的性状选择主动湿化或被动湿化。②及时清除呼吸道分泌物。③防止误吸：将床头抬高30°～45°。④口腔护理：使用复方氯己定含漱液，每4～6 h护理1次，护理前气囊内压需维持在25～30 cmH_2O，避免气囊上的滞留物下行。⑤管路连接正确：呼吸机管路必须严格按照吸气和呼气的形式连接。吸气管提供氧气，按呼吸机指定参数、通气方式等要求送气以维持患者的生命，呼气管则帮助患者排出二氧化碳。对管路的连接方法必须熟练、正确，才可迅速配合抢救，保证患者的生命安全。

（3）使用呼吸机患者多为危重症患者，应根据病情选择合适的呼吸机，确保呼吸机管路连接正确。

（4）定时巡视病房，观察患者病情变化，随时检查呼吸机运行情况，如管路有无漏气、积水，是否连接错误等，发现异常及时处理。

（5）无创呼吸机管路保证一人一管一面罩，湿化罐每周更换并送供应室消毒处理，原装管路更换后送供应室消毒，一次性管路使用后按医疗垃圾处理。

六、注意事项

（1）确认管路连接牢固，无脱落。

（2）观察患者生命体征，尤其是血氧饱和度和缺氧改善状态，各项参数是否和医嘱一致。

（3）湿化水要及时添加，检查主机、湿化机是否均已打开，湿化器温度是否调节至合适，氧气是否连接好。

第五章

气管插管的护理规范

一、置管目的

保持患者气道通畅，有助于清除呼吸道分泌物及进行机械通气。

二、置管操作要点

（1）准备用物：吸痰用物、插管用物、简易呼吸气囊、监护仪、呼吸机等。

（2）协助医生插管，导管尖端位于隆突上 1 ～ 2 cm。经口腔插管（以门齿或口唇为标记）：女性导管插入长度为 20 ～ 22 cm；男性导管插入长度为 22 ～ 24 cm。经鼻腔插管（以鼻孔为标记）：女性导管插入长度为 26 cm，男性导管插入长度为 28 cm。

（3）判断导管位置的方法。①肺部听诊：听诊双肺可闻及呼吸音，呼吸音对称。②视诊：看胸廓起伏存在，双侧起伏对称；机械通气患者观察呼吸机流速波形。

三、管路观察要点

（1）注意观察导管插入深度。

（2）观察气管分泌物的性质、颜色。

（3）拔管后的观察：①严密观察患者病情变化，监测心率、血压、血氧饱和度，观察呼吸道是否通畅，呼吸交换量是否足够，皮肤、黏膜色泽是否红润，同时遵医嘱行血气分析；②观察有无喉头水肿、黏膜损伤等情况，发现异常及时通知医生处理。

四、导管护理

（1）医护人员在护理患者时要严格执行无菌技术操作，洗手，戴口罩、手套。

（2）无论是经鼻腔插管还是经口腔插管，均应固定牢固，做好标记。经口腔插管时，防止牙垫脱落。注意导管插入深度及插管与头颈部的角度。

（3）气囊管理：每 4 ～ 6 h 监测气囊压力 1 次。患者变换体位后需重新测量气囊压力。采用专业气囊测压仪，维持气囊压力在 25 ～ 30 cmH$_2$O。在给气囊放气前或拔除导管前，必须清除气囊上的滞留物。

（4）保持气管插管通畅，及时、有效地进行气管内吸痰。吸痰管吸1次换1根，顺序为气道、口腔、鼻腔。吸痰前后应充分给氧，1次吸痰时间不超过15 s。吸痰过程中若出现气管痉挛、发绀、躁动不安等情况应停止吸痰，通知医生进行处理。

（5）根据患者的病情，遵医嘱给予适当的镇痛药或镇静药。

（6）保持气管插管局部清洁，固定气管插管的胶布如被污染应及时更换。口腔护理使用复方氯己定含漱液，每4～6 h进行1次口腔护理。

（7）插管后要经常给患者翻身、拍背，鼓励患者咳嗽。体位可选用半坐卧位、坐位、颈部后仰体位，每2 h翻身1次。

（8）拔管。①需评估患者的自主有效咳嗽情况，有无误吸风险。②原发病治愈应适时拔管，并向患者解释，取得配合。③如无禁忌证，以床头抬高30°以上为宜，以减少反流和误吸。④吸引气管插管上及经口腔排出堆积在气囊上的滞留物，因其在放气后可能会被吸入到下呼吸道。⑤在呼气时将导管拔除，以免咽部分泌物被吸入。⑥导管拔除后，将患者的头转向一侧，防止口腔内分泌物被吸入气道。⑦拔管应尽量在白天进行，以便观察病情与及时处理拔管后发生的并发症。

（9）拔管后的护理：①以口鼻（面）罩吸氧，以保证安全；②4 h内禁食，因为此时声门关闭功能及气道反射功能不健全；③禁止使用镇静剂，因在拔管后如有烦躁可能是缺氧的表现；④定时为患者翻身、拍背，鼓励患者咳嗽、咳痰。

五、注意事项

（1）若气管插管滑脱，应立即使用简易呼吸气囊给患者加压吸氧，同时通知值班医生，协助医生重建人工气道，严密观察患者病情及生命体征。

（2）插管后，确定插管位置，固定好气管插管，连接呼吸机，复查动脉血气。

第六章

气管切开套管的护理规范

气管切开术是切开颈段气管，放入金属或一次性气管套管，以解除喉源性呼吸困难、呼吸功能失常或下呼吸道分泌物滞留所致呼吸困难的一种常见手术。

一、置管目的

保持患者气道通畅，有助于清除呼吸道分泌物及进行机械通气。

二、材料及类型

（1）气管套管材质：金属、塑料。

（2）气管套管类型：普通型、带气囊上吸引型。

三、置管操作要点

（1）准备用物：吸痰用物、气管切开包、1%利多卡因、气管切开套管、简易呼吸气囊、监护仪、呼吸机等。

（2）协助医生进行气管切开术，气管切开口位于第2～4气管环处，放入气管切开套管。

（3）判断导管位置的方法。①肺部听诊：听诊双肺可闻及呼吸音，呼吸音对称。②视诊：看胸廓起伏存在，双侧起伏对称；机械通气患者观察呼吸机流速波形。

四、管路观察要点

（1）观察患者的病情、意识、生命体征及合作程度。

（2）观察插管深度、气囊充盈程度、固定情况。

（3）观察呼吸道分泌物的性质、颜色、量。

（4）气管切开术后嘱患者早期卧床休息。变换体位时，防止过度牵拉致导管脱出。

（5）观察套管系带的松紧情况，密切观察患者呼吸状况，保持管路通畅，切勿将被褥盖住套管。

五、导管护理

（1）环境要求：定时通风，保持病室空气清洁，室温 22～24℃，相对湿度 60%，限制探视，减少室内人员流动。

（2）人工气道的固定：①妥善固定导管，测量导管长度并标记清楚，严格履行交接班手续；②颈部伸直保持正中位置；③保持固定系带清洁、干燥，一般每周更换 1 次，污染时及时更换。

（3）对不能合作、极度烦躁的患者，使用镇静剂或约束带予以保护性约束，并做好局部皮肤的观察与记录。

（4）气囊的管理：使用塑料气管套管的患者，根据患者情况常规进行气囊压力监测，维持气囊压力在 25～30 cmH$_2$O。

（5）保持气道通畅：①采用主动或被动湿化方法进行有效湿化，防止痰液形成而阻塞气道；②协助患者翻身、叩背，促进分泌物的排出；③定时吸痰并及时清除气道分泌物，观察分泌物的性质、颜色、量。

（6）每天评估导管留置的可行性，尽早拔出。

（7）保持气管切开处敷料的清洁，无渗血、渗液时，每天更换 1 次敷料。使用金属套管时，做好内套管的清洗、消毒工作。气管套管每天至少清洗、消毒 2 次，清洗、消毒应按规程执行。气管内套管内有声响或不通畅时，及时吸出和更换，否则套管阻塞会有生命危险。

（8）做好口腔、皮肤等各项生活护理。

（9）各项操作严格执行消毒隔离原则。

六、注意事项

气管套管滑脱的处理：窦道形成（气管切开时间 1 周以上）的患者应立即使用简易呼吸气囊给患者加压吸氧，同时通知值班医生，协助医生更换气管套管后重新插入；未形成窦道（气管切开时间 1 周以内）的患者立即使用简易呼吸气囊给患者加压吸氧，同时通知值班医生和耳鼻喉医生，重建人工气道，严密观察生命体征。

第七章
导尿管的护理规范

一、置管目的

解除尿潴留；留取尿液进行尿培养；膀胱内药物灌注；准确记录尿量；测定残余尿量、膀胱容量；膀胱测压及盆腔器官术前准备等。

二、适应证

（1）各种原因引起的排尿障碍。

（2）特定手术、检查及治疗（如腹腔、泌尿道和妇科手术等）。

（3）需要记录单位时间尿量。

三、材质及有效期

（1）橡胶导尿管，建议一次性使用。

（2）乳胶导尿管，建议使用期限为2周。

（3）硅胶导尿管，建议使用期限为4周。

（4）有机硅涂层的乳胶导尿管，建议使用期限为1个月。

四、导尿管的种类

（1）单腔导尿管：导尿管只有一个引流腔，无气囊，一般用于间歇性导尿、膀胱尿标本留取、膀胱内药物灌注、尿流动力学检查、耻骨上膀胱造瘘等。

（2）双腔导尿管：一个通道用于引流尿液，另一个通道用于气囊注水，是目前最常用的导尿管。

（3）三腔导尿管：一个通道用于气囊注水，另外两个通道引流尿液，常用于膀胱冲洗，见于泌尿外科手术后膀胱或前列腺出血。

五、置管操作要点

1. 女性患者

（1）女性患者尿道短，富有扩张性，长度为 3～5 cm，尿道外口位于阴蒂下方，呈矢状裂。在导尿时必须掌握这些解剖特点，保证导尿顺利进行。

（2）携带用物至患者床旁，向患者解释，取得配合后进行操作，注意保护患者隐私。

（3）清洁外阴：能够自理者自行清洗；不能起床者，护士需协助清洗。

（4）站在患者右侧，帮助其脱去对侧裤腿，盖在近侧腿部，并盖上绒毯，对侧腿部用棉被遮挡，注意保暖。患者取仰卧屈膝位，两腿略向外展，露出外阴。

（5）将治疗巾垫于臀下，弯盘置于近外阴处，消毒双手，检查并打开导尿包外层包布，取出初步消毒用物，一只手戴上手套，拇指、示指分开并固定小阴唇，另一只手持血管钳夹取消毒棉球按由外向内、由上向下的顺序消毒阴阜、大阴唇、小阴唇及尿道口，每个棉球限用 1 次。消毒完毕后，脱下手套置于弯盘内，将弯盘移至床尾处。

（6）用快速手消毒剂消毒双手后，将导尿包放在患者两腿之间，按无菌技术操作规范打开内层包布，戴无菌手套，铺洞巾，使洞巾和导尿包内层包布形成无菌区。嘱患者勿移动肢体，保持体位，以免污染无菌区。

（7）整理用物，选择合适的导尿管，用润滑油棉球润滑导尿管前端，根据需要将导尿管和引流袋连接，取消毒液棉球于弯盘内。

（8）将弯盘置于外阴处，一只手分开并固定小阴唇，另一只手持镊子夹取消毒液棉球，按照由内向外、自上而下的顺序消毒尿道口、两侧小阴唇、尿道口，每个棉球限用1 次。消毒尿道口时停留片刻，使消毒液与尿道口黏膜充分接触。

（9）左手固定小阴唇，右手将另一无菌弯盘置于洞巾口旁，嘱患者放松、慢慢呼吸，用血管钳持导尿管对准尿道口轻轻插入 4～6 cm，见尿液流出再插入 1 cm 左右，松开左手，下移固定导尿管，将尿液引入引流袋或弯盘内。弯盘内尿液盛满后，可夹住导尿管末端，将尿液倒入便盆。

（10）根据导尿管上注明的气囊容积向气囊内注入等量的无菌溶液，轻拉导尿管有阻力感，以证实导尿管固定于膀胱内。

（11）将引流袋妥善固定，高度应低于膀胱，引流管应留出足以翻身的长度，防止尿管因牵拉而脱出。

（12）撤下洞巾，擦净外阴，脱去手套置于弯盘内，将导尿管固定于大腿内侧，引流袋固定于床旁，底端不接触地面，将导尿管标识贴于固定位置，注明置管时间和置管人。协助患者整理衣物，整理床单位。

（13）清理用物并记录。

2. 男性患者

（1）男性尿道长 18 ～ 20 cm，有 2 个弯曲（即耻骨前弯和耻骨下弯），3 个狭窄（即尿道内口、膜部和尿道外口），3 个扩张（即前列腺部、球部及舟状窝）。在导尿时，必须掌握这些解剖特点，使患者顺利接受导尿。

（2）携带用物至患者床旁，向患者解释，取得配合后进行操作，注意保护患者隐私。

（3）清洁外阴：能够自理者自行清洗；不能起床者，护士需协助清洗。

（4）站在患者右侧，帮助其脱去对侧裤腿，盖在近侧腿部，并盖上绒毯，对侧腿部用棉被遮挡，注意保暖。患者取仰卧屈膝位，两腿略向外展，露出外阴。

（5）将治疗巾垫于臀下，弯盘置于近外阴处，消毒双手，检查并打开导尿包外层包布，取出初步消毒用物，一只手戴上手套，另一只手持血管钳夹取消毒棉球初步消毒，依次为阴阜、阴茎、阴囊。戴手套的手取无菌纱布裹住阴茎，将包皮向后推，以显露尿道口，自尿道口向外、向后旋转擦拭尿道口、龟头及冠状沟，每个棉球限用 1 次。消毒完毕脱下手套置于弯盘内，将弯盘移至床尾处。

（6）用快速手消毒剂消毒双手后，将导尿包放在患者两腿之间，按无菌技术操作规范打开内层包布，戴无菌手套，铺洞巾，铺在外阴处并暴露阴茎，使洞巾和导尿包内层包布形成无菌区。嘱患者勿移动肢体，保持体位，以免污染无菌区。

（7）整理用物，选择合适的导尿管，用润滑油棉球润滑导尿管前端，根据需要将导尿管和引流袋连接，取消毒液棉球于弯盘内。

（8）将弯盘置于外阴处，一只手用纱布包住阴茎，将包皮向后推，暴露尿道口，另一只手持镊子夹取消毒液棉球按由内向外的顺序消毒尿道口、龟头及冠状沟。

（9）一只手继续持无菌纱布固定阴茎并提起，使之与腹壁成60°，另一只手持镊子夹持导尿管对准尿道口轻轻插入 20 ～ 22 cm，见尿液流出后再插入 1 ～ 2 cm，将尿液引入引流袋或弯盘内。弯盘内尿液盛满后，可夹住导尿管末端，将尿液倒入便盆。插管时如因膀胱颈部肌肉收缩而产生阻力，可稍微停留片刻，嘱患者张口缓慢深呼吸，再缓缓插入导尿管，切忌使用暴力。

（10）根据导尿管上注明的气囊容积向气囊内注入等量的无菌溶液，轻拉导尿管有阻力感，以证实导尿管固定于膀胱内。

（11）将引流袋妥善固定，高度应低于膀胱，引流管应留出足以翻身的长度，防止尿管因牵拉而脱出。

（12）撤下洞巾，擦净外阴，将包皮退回原位，脱去手套置于弯盘内，将导尿管固定于大腿内侧，引流袋固定于床旁，底端不接触地面，将导尿管标识贴于固定位置，注明置管时间和置管人。协助患者整理衣物，整理床单位。

（13）清理用物并记录。

六、导管护理

（1）严格执行无菌技术操作规范，防止医源性感染，更换导尿管必须严格按照无菌操作进行。

（2）妥善固定，防止牵拉和滑脱。

（3）定时观察引流尿液的颜色、性状，根据医嘱记录尿量，首次引流量不应超过1000 mL。

（4）保持引流通畅，防止引流管受压、扭曲或阻塞。患者术后可能因小结石排出或血凝块堵塞尿管，可用生理盐水冲洗尿管，保持尿管通畅。

（5）引流袋内尿液达 2/3 时要及时排放。留置导尿管期间保持会阴清洁，每天做好尿道口护理。保证足够的饮水量，以起到冲洗膀胱的作用。

（6）并发症的处理。①尿路感染：避免不必要的膀胱冲洗，鼓励患者多喝水，每天饮水 2000 ～ 3000 mL 可预防感染的发生。②导尿管脱出：规范操作程序，气囊内注入无菌注射用水 10 ～ 20 mL，一般不大于尿管标定的容量。把导尿管固定于一侧大腿内侧，避免来回移动，以减轻导尿管对尿道口的摩擦，减轻气囊摩擦，避免气囊破裂引起脱管。③拔管困难：a.留置导尿管期间多饮水，以稀释尿液，冲洗膀胱，为避免结晶形成造成拔管困难，可向囊内注入注射用水或生理盐水；b.如有结石，可采取体外冲击波碎石，待结石粉碎后再拔除尿管；c.对于气囊内的水或气不能完全抽出者，可经导尿管末端插入导丝，刺破气囊后冉拔出导尿管。

（7）健康指导：与患者家属或陪护及患者本人充分沟通，从生理、心理上予以患者最佳护理，鼓励患者多饮水，经常锻炼膀胱括约肌的功能，减少并发症的发生。

七、导尿管拔除困难的原因及对策

1. 气囊内液体无法抽吸

（1）阀门损坏或故障。对策：向注水通道中加入 2 ～ 3 mL 灭菌注射用水清除堵塞，如不成功，用注射器抽吸出液体。

（2）通道堵塞。对策：将注射器固定在注水通道口，放置 20 ～ 40 min，重力的作用有助于通道回缩；挤压管路，尝试将晶体成分通过挤压排出。如以上操作不成功，可在超声显像下用针在耻骨上进行穿刺。换管后检查气囊是否完好，膀胱内是否有残留碎片。

2. 气囊放气后形成皱褶

气囊无法恢复膨胀前的形状，导致形成皱褶。对策：做好良好的准备，拔管前 3 ～ 5 min 将麻醉剂注入导尿管口，以减少对膀胱颈的刺激。在气囊注水前轻轻回抽导尿管，遇阻力则停止，使用注射器将 0.3 ～ 0.8 mL 无菌注射用水重新注入气囊再尝试。

八、注意事项

（1）严格遵守无菌操作规范，如果违背无菌操作原则、引流装置断开或发生尿液漏出，需在无菌操作下更换无菌的导尿管及引流装置。

（2）选择合适的导尿管，插管动作轻、慢，以免损伤尿道黏膜。

（3）引流袋始终低于膀胱水平，避免接触地面。

（4）保持外阴清洁，防止感染。

（5）除非可能发生导尿管阻塞，否则不推荐进行膀胱冲洗，亦不推荐使用常规抗生素进行膀胱冲洗治疗。

（6）若膀胱高度膨胀或患者极度衰弱，首次引流不宜过快且引流量不应超过 1000 mL，以免发生虚脱或血尿。

第八章

外周中心静脉导管的护理规范

外周中心静脉导管（peripherally inserted central venous catheter，PICC）指经上肢贵要静脉、肘正中静脉、头静脉、肱静脉、颈外静脉（新生儿还可通过下肢大隐静脉、头部颞静脉等）穿刺置管，导管尖端位于上腔静脉（一般于上腔静脉与右心房的上壁交界连接点）或下腔静脉的中心静脉导管。

一、置管目的

（1）为患者建立长期静脉通道，避免反复穿刺带来痛苦。

（2）保护血管，减少药物对外周血管的刺激。

二、适应证

（1）外周静脉血管缺乏，难以维持治疗的患者。

（2）输液时需要使用一些对外周静脉刺激性较大的药物。

（3）长期输液的患者（输注液体超过1周者）。

（4）需反复输血、血制品或反复采血的患者。

（5）使用输液泵持续输液的患者。

三、材质及有效期

（1）材质：硅胶、聚氨酯。

（2）有效期：灭菌PICC有效期为5年，置入的PICC有效期为1年。

四、置管操作要点

（1）向患者解释置管目的，嘱患者签署知情同意书。

（2）评估、选择合适的静脉：使患者手臂与身体成90°，测量置入长度及臂围。

（3）皮肤消毒范围：穿刺点上下各10 cm，左右至臂缘。

（4）预冲PICC、连接器、输液接头和穿刺针。

（5）静脉穿刺，见回血后将针芯后退少许，以针芯为支撑，将针沿静脉方向推进，直至将外套管全部送入静脉内。

（6）送导丝：轻柔送入导丝，体外留 10 ～ 15 cm。

（7）撤出插管鞘，用利多卡因 0.1 mL 在穿刺点旁行局部麻醉。

（8）扩大穿刺点：持解剖刀沿导丝上方与导丝平行，用刀尖极轻微地刺入皮肤。

（9）送扩张器：将导丝尾端穿入扩张器，沿导丝向前推送，将扩张器前端送入血管。

（10）送导管：缓慢、匀速推进导管，以防损伤血管内膜。当导管头端到达患者肩部时（置入 15 ～ 20 cm），嘱患者将头转向穿刺侧，下颌贴肩，直至将导管推至预量长度。

（11）撤出扩张器，按压穿刺点。

（12）分离并撤除导丝。

（13）用无菌剪修剪导管，检查切面，确认没有剪出斜面，体外导管保留 5 ～ 6 cm 以安装连接器。

（14）连接减压套筒和连接器，听到"咔嗒"一声，表明连接器的倒钩完全锁定。

（15）抽回血，冲、封管。

（16）妥善固定体外导管。

五、导管护理

（1）严格执行无菌操作，防止感染。

（2）每天观察导管有无移位，穿刺点有无出血、渗液，穿刺侧肢体有无红肿、疼痛，无菌敷料有无潮湿、松脱等。

（3）常规置管 24 h 后更换贴膜 1 次，以后每周更换 1 次。纱布敷料每 2 d 更换 1 次（透明敷料下垫的小方纱视为纱布敷料），敷料上有渗血、渗液，或敷料松动、卷边、潮湿时及时更换，注明更换日期、时间、操作者。

（4）冲、封管。方法：输液前通过回抽血液来确定导管在静脉内（三向瓣膜式 PICC 不宜常规抽回血），必须使用 10 mL 以上的注射器抽回血，见回血后以生理盐水 20 mL 脉冲式冲管，输液结束用生理盐水 20 mL 脉冲式冲管和正压封管。

（5）输液期间注意药物配伍禁忌，防止因药物反应阻塞导管。静脉输液前后、输血或血制品后、抽血后、化疗后、输注全胃肠外营养等高黏滞性药物后必须用 20 mL 生理盐水脉冲式立即冲管，治疗间歇每周冲管 1 ～ 2 次。

（6）妥善连接输液管路，避免牵拉造成脱管。

（7）更换输液接头：常规每周更换1次。任何原因移除输液接头后、从导管里抽取血培养样本前、输液接头内有血液或残留物、输液接头被污染时应及时更换，先预冲输液接头，严格消毒导管连接处后再接新的接头。

（8）护理单记录：记录置入或外露导管长度、穿刺点情况及管路是否通畅。

（9）并发症的处理。①机械性静脉炎：抬高患肢，促进静脉回流，肿胀部位给予湿热敷，每次30 min，置管后避免置管肢体大幅度活动。②导管阻塞：严格遵守冲管液、冲管量及冲管频率的规定，脉冲式冲管，正压封管；导管尖端位置应保持正确，尽量减少可能导致胸腔内压力增加的活动；预防性应用抗凝药物或溶栓药物。③血栓形成：穿刺过程中尽量减少对血管内膜的损伤，保持导管末端在适当的位置，对易生成血栓的患者考虑预防性地应用抗凝药物和溶栓药物。④穿刺处渗血：置管肢体限制活动1 d，弹力绷带加压包扎24 h。⑤导管内自发返血：发现返血的第一时间用20 mL的生理盐水脉冲式冲管，再查找原因，积极处理。⑥导管相关性感染：紧急拔管，应用抗生素治疗，导管尖端做细菌培养；加强换药处理，严格无菌操作。⑦导管断裂：立即在怀疑导管断裂处稍靠上的位置扎止血带并行X线检查以进行确认。

（10）健康指导：告知患者及其家属留置PICC的重要性和配合注意事项，具体如下。① PICC置入后不影响正常的生活，可以吃饭、洗碗、扫地等，但置管的手臂不能拖地，不能提5 kg以上的重物，起床时置管侧手臂不要用力撑床。②洗澡前，需要在贴膜外用3层保鲜膜包好，并用胶布封闭两端，最好安排在洗澡后去医院更换贴膜；注意保护好管路，防止滑脱，保持穿刺局部清洁、干燥。③穿刺侧肢体出现红肿、疼痛等症状时及时返院检查。

六、注意事项

（1）PICC固定首选透明敷料，局部皮肤有异常反应时，可根据情况选用合适的敷料。

（2）须使用10 mL及以上的注射器或预充式冲洗装置，并采用正确的脉冲式冲管和正压封管方法，防止导管破损或堵塞。PICC内用任何药物时，都要用10 mL及以上的注射器进行推注，严禁用1 mL、5 mL注射器，以免爆管。

（3）通过导管输血或血制品后应彻底冲管并更换输液接头。所有接头（包括肝素帽）用酒精消毒（用力旋转式摩擦擦拭2遍，自然待干），严禁用碘附。

（4）置管患者尽量不用延长管，PICC通道的输液泵速不能低于3 mL/h。

（5）PICC不能用于高压注射泵推注造影剂（耐高压导管除外），以免导管破裂。

（6）若导管滑入应及时调整至合适位置，以免导管进入右心房；若导管滑出，禁止将滑出部分再次送入体内。

（7）避免在置管侧肢体测量血压及在穿刺点上方扎止血带。

第九章
中心静脉导管的护理规范

一、置管目的

（1）快速输注大量液体。

（2）监测中心静脉压。

（3）长期静脉营养。

（4）保证危害性药品的安全输注。

二、适应证

（1）需长期行全胃肠外营养治疗者。

（2）血流动力学不稳定，需要监测中心静脉压者。

（3）出现严重创伤、休克等需要快速补液或使用血管活性药物者。

（4）体外循环心脏术后。

（5）其他可能出现循环不稳定的大手术后。

三、组成及有效期

（1）组成：穿刺针、中心静脉导管、导丝等。

（2）有效期：灭菌中心静脉导管的有效期为3年，置入后有效期为2～4周。

四、置管位置

常用置管位置为锁骨下静脉、颈内静脉、股静脉。

五、置管操作要点

（1）应由具有相关资质的医生置管。

（2）责任护士在医生置管后检查导管标识、导管外露长度，记录置管日期、置管者姓名。

六、导管护理

（1）妥善固定导管，标识应清楚。

（2）置管后 24 h 内注意观察局部有无皮下气肿或其他异常情况。

（3）保持置管部位皮肤清洁、干燥，置管处无菌贴膜、肝素帽可每周更换 1 次。注意沿导管方向向上揭去贴膜，以免意外拔管。观察置管部位有无渗血、渗液、发红、分泌物及有无导管滑脱、移位等异常。贴膜污染时及时更换，更换后注明操作日期、时间、操作者。

（4）保持导管通畅，每天更换输液装置。每次使用前必须回抽，见回血后方可接输液管输液，回抽时如见小血栓则不能推入，输液完毕必须使用 0.9% 生理盐水脉冲式冲管和正压封管。

（5）如患者出现发热、穿刺点红肿，应及时拔除导管并做导管尖端培养和血培养。

（6）置管期间，如发现导管向外脱出，严禁将脱出部分再次插入。

（7）并发症的处理。①管路堵塞：冲、封管不正确及导管扭曲、受压易导致管路堵塞，发生管路堵塞时可使用注射器尽力回抽，严禁向内推注，以防发生肺栓塞，必要时更换导管。②置管处红肿、渗血、渗液：严格执行无菌操作，及时更换无菌贴膜，必要时拔除导管。③因患者烦躁或活动度过大导致管路意外脱出：做好健康宣教及二次固定。④气胸、血胸：多见于锁骨下静脉穿刺置管时损伤，表现为患者呼吸困难、皮下气肿，及时告知医生并积极处理，必要时协助行胸腔穿刺。

（8）健康指导：①嘱患者保持置管部位皮肤清洁、干燥，注意观察皮肤处有无红肿、渗液、疼痛，穿刺部位贴膜禁止自行揭开，如有不适及时告知护士；②输液过程中，尽量避免向置管侧翻身、扭头，防止管路扭曲或过度牵拉而发生管路移位。

七、注意事项

（1）严格遵守无菌操作原则，预防感染。

（2）使用血管活性药物时，禁止与中心静脉测压通路或其他药物使用同一通路，以防在测压或调整其他药物速度时，导致药物暂停输注或过量而引起患者病情变化。

（3）输液不畅时禁止挤压茂菲氏滴管或高压注射，防止血栓栓塞。

（4）输液前后均须使用 10 mL 及以上的注射器或预充式冲洗装置，并采用正确的脉冲式冲管和正压封管方法进行冲、封管，防止导管破损或堵塞。

（5）注意药物配伍禁忌，输注血液或其他刺激性药物时用 0.9% 生理盐水冲管。

（6）输液过程中加强巡视，防止意外发生。

第十章

输液港的护理规范

输液港是一种植入皮下、长期留置在体内的闭合静脉输液装置，由供穿刺的注射座和静脉导管系统组成，需用配套的一次性无损伤针穿刺注射座来建立静脉通道。

一、置管目的

（1）建立血管通路，用于输注各种药物、补液、营养支持、输血、血样采集等。

（2）可减少反复穿刺带来的痛苦。

（3）将各种药物直接输送到中心静脉处，以防止刺激性药物对外周静脉的损伤。

（4）便于患者洗澡和游泳，改善患者自我形象。

二、适应证

（1）需长期静脉输液或长期间歇式输液治疗者。

（2）临床不稳定或输液方案复杂者。

（3）间歇化疗预期超过 3 个月者。

（4）需行创伤性血流动力学监测者。

（5）留置外周静脉通路失败者。

三、材质及有效期

（1）导管材质：热敏聚氨酯。

（2）注射座材质：热塑性塑料。

（3）有效期：灭菌输液港的有效期为 5 年，使用后有效期为 3 ～ 5 年。

四、导管选择

根据患者体形及置管位置进行选择。

五、置管操作要点

（1）由具有相关资质的医生操作，在局部麻醉下置管。

（2）穿刺部位可选锁骨下静脉、颈内静脉、颈外静脉、腋静脉、上臂深静脉、股静脉。

（3）利用 X 线检查确定导管末端位置，导管末端位置应为上腔静脉与右心房的上臂交界处。

六、导管护理

（一）无损伤针穿刺

1. 评估

（1）评估植入部位局部皮肤的完整性，检查输液港周围皮肤有无压痛、肿胀、血肿、感染等。

（2）评估皮下脂肪大致厚度。

（3）观察同侧胸颈静脉及四肢有无肿胀。

2. 消毒

（1）用酒精棉球以注射座为中心由内向外，顺时针、逆时针交替螺旋状消毒皮肤 3 遍，消毒范围直径为 12 cm。

（2）用碘附棉球按上述方法消毒 3 遍，自然待干。

3. 穿刺

（1）用非主力手触诊，找到注射座，确定注射座边缘。

（2）用非主力手拇指、示指、中指固定注射座（呈等边三角形），将输液港拱起，确定三指的中心。

（3）无损伤针自三指中心处垂直进针，进入注射座腔室内直达储槽的底部。

（4）回抽血液确定针头位置无误及导管通畅。

（5）用 20 mL 生理盐水脉冲式冲管，如无后续治疗，用 5 mL 肝素盐水正压封管，接无针接头。

4. 固定

（1）在无损伤针固定翼下方垫适宜厚度的纱布块。

（2）蝶形交叉固定延长管，贴透明敷料。

（3）注明操作日期、操作时间、操作者。

（二）输液港的维护

（1）注射、给药前需通过回抽血液来确定导管在静脉内。若抽不到回血，可注入 5 mL 生理盐水后再回抽，使导管在血管中漂浮起来，防止导管末端贴于血管壁。

（2）给药前后需用生理盐水脉冲式冲管，如遇阻力应进一步确认导管的通畅性，不可强行冲洗管路。

（3）输注的两种不同药物间有配伍禁忌时，在前一种药物输注结束后应冲洗或更换输液器，并用生理盐水脉冲式冲管，再接下一种药物继续输注。抽血、输血或输注高黏滞性液体后应立即冲净管路再进行其他输液。

（4）持续输液时无菌敷料应至少每 7 d 更换 1 次，无损伤针应每 7 d 更换 1 次。若穿刺部位发生渗液、渗血，应及时更换敷料；穿刺部位敷料发生松动或被污染时应立即更换。输液港在治疗间歇期至少每 4 周维护 1 次。

（5）输液港附加的无针接头应至少每 7 d 更换 1 次，无针接头内有血液残留、完整性受损后应立即更换。

（6）输液完毕后应用肝素盐水 3 ～ 5 mL 正压封管。

（7）一般不主张使用输液港采血，以免导管或注射座堵塞。若必须采血，先用生理盐水 10 mL 冲管，抽出至少 5 mL 血液弃去，再用 20 mL 注射器抽出所需血量后用生理盐水 20 mL 冲管后再用肝素盐水正压封管。

（三）无损伤针拔除

（1）去除敷料，对穿刺部位进行检查、消毒，用生理盐水冲洗，肝素盐水正压封管，封管时在肝素盐水剩下最后 0.5 mL 时开始拔针。

（2）非主力手拇指和示指固定输液座，嘱患者深呼吸，在屏气时用主力手拔针。

（3）按压止血 5 min，用碘附棉签消毒拔针部位。

（4）针眼处贴输液贴或止血贴。

（四）并发症的处理

（1）导管堵塞：堵塞原因大致可分为机械性、非血栓性、血栓性三种。机械性堵塞往往因为导管受到压迫或弯折，非血栓性堵塞多因营养液或脂肪乳剂和药物不配伍形成沉淀造成，血栓性堵塞由纤维蛋白的积累以及血液存留形成的血块导致。遇到输液受阻时先判断原因，是否存在回抽手法不对等情况，确实无法抽出时不应强行推注生理盐水。若输液顺利，患者无不适，行 X 线检查确认导管的完整性；若输液不畅，需做造影进行溶解治疗。

（2）导管夹闭综合征：见于锁骨下静脉置管时，导管在进入锁骨下静脉时受第 1 肋骨与锁骨挤压而产生狭窄或夹闭而影响输液，严重时可致导管破裂。其主要表现为抽血困难、输液时有阻力、输液后需改变患者体位、输液时置入部位出现胀痛不适。发现异常时需行 X 线检查或造影进行诊断，如证实导管破裂，应立即通知医生拔除导管。

（3）感染：输液港使用中感染包括局部皮肤感染、导管感染。输液港使用中出现穿刺点渗液、红肿伴疼痛，应考虑为局部皮肤感染；出现不明原因的高热、寒战，伴有白细胞升高，无其他明显感染部位应考虑导管感染可能。明确导管感染后，应采用全身抗感染治疗而不是取出输液港，以避免再次创伤性植入。如经抗感染治疗难以控制或反复出现导管相关感染，则应取出输液港。

（4）注射座翻转：患者运动不当是发生注射座翻转的主要原因。手术结束后插入无损伤针 2～3 d 可帮助固定注射座。嘱患者植入侧上肢术后 3 d 内不要进行大幅度活动。

（5）导管异位：导管末端的位置会随着患者体位的变化而变化，尤其是胸腔高压患者在剧烈咳嗽时，导管末端极易上浮。故对于此类患者，在置管前务必进行风险评估。适当抬高皮肤穿刺点，行经皮下一定距离后再入血管，导管末端位置适当加深。

（五）健康指导

（1）嘱患者注意保持输液港周围皮肤清洁、干燥，注意观察皮肤有无发红、肿胀、疼痛、灼热感。女性患者需避免内衣肩带与植入处皮肤产生摩擦。

（2）输液港的植入不影响患者从事一般日常工作及家务劳动，适度活动患肢可以预防静脉血栓，但应避免使用植入侧手臂提取重物等，不用植入侧手臂进行引体向上、托举哑铃、打球等活动度大的体育锻炼。

（3）避免重力撞击输液港部位，以免输液港移位或损坏。

（4）植入输液港 5 d 内只能进行擦浴，待局部伤口愈合后方可进行淋浴，擦洗时不可用力，避免局部摩擦。切口愈合良好者 7 d 后可拆线。

七、注意事项

（1）输液港植入禁忌证有严重的不可纠正的凝血功能障碍，确诊或疑似感染、菌血症或败血症，严重的肺阻塞性疾病，已知或怀疑对输液港材质过敏，预期植入部位有放射治疗史，预期植入部位有静脉血栓史或血管外科手术史，形体不适宜植入输液港的尺寸。

（2）无损伤针穿刺及更换敷料时必须严格执行无菌操作。

（3）穿刺输液港必须使用无损伤针，不能使用其他针代替，以免损伤隔膜造成漏液、缩短输液港的使用寿命，甚至破坏输液港。

（4）无损伤针穿刺时动作应轻柔，针头应垂直刺入，严禁暴力穿刺，感觉有阻力时不可强行进针，防止针尖形成倒钩或损伤穿刺隔膜。穿刺成功后应妥善固定穿刺针，不可任意摆动，防止穿刺针脱出。

（5）封管及冲管时需使用 10 mL 及以上注射器，禁止使用 1 mL、2.5 mL、5 mL 注射器，防止小注射器的压强过大损伤导管、瓣膜或导管与注射座的连接处。

（6）输注过程中应加强巡视，查看注射部位有无渗液、肿胀等现象。

第十一章
胸腔闭式引流管的护理规范

胸腔穿刺术是自胸膜腔内抽取积液或积气的操作，常用于检查胸腔积液的性质、抽液减压或通过穿刺胸膜腔内给药。

一、置管目的

（1）引流胸腔内部的积液、积血及积气，控制感染的症状，进一步送检以明确诊断。

（2）促进肺的复张，维持胸膜腔内的压力，减少胸腔内部积血、积液对周围血管、组织、器官的压迫。

二、适应证

（1）胸腔积液性质不明者，需抽取积液检查，协助病因诊断。

（2）胸腔内有大量积液或积气者，需排出积液或积气，以缓解压迫症状，避免胸膜粘连增厚。

（3）脓胸患者需行抽脓灌洗治疗。

（4）有恶性胸腔积液者，需行胸腔内注入药物。

三、材质及有效期

（1）材质：硅胶、塑料。

（2）有效期：引流管植入胸腔后由医生确定使用有效期，引流袋使用有效期为1周。

四、置管操作要点

（1）由具有相关资质的医生置管，常见置管部位有肩胛下第7～9肋骨间隙或腋中线第6～7肋骨间隙。

（2）责任护士在医生置管后检查导管标识，记录置管日期、置管者姓名。

五、置管姿势

抽液时取坐位，协助患者反坐于有靠背的椅子上，胸前放一软枕，双手平放在椅背上缘；或头枕臂，取侧卧位，床头抬高30°。

六、导管护理

（1）保持管路密闭和无菌：使用前注意引流装置是否密封，胸壁伤口引流管周围用纱布及医用胶带包盖严密，严格执行无菌操作规范。

（2）维持引流通畅：引流袋低于穿刺点下方。任何情况下引流瓶不应高于患者胸腔，以免引流液逆流入胸膜腔造成感染。

（3）观察并准确记录引流液颜色、性质和量。

（4）观察穿刺部位，如出现红、肿、热、痛、体温升高或液体溢出等，及时通知医生。保持穿刺部位敷料干燥。

（5）若引流管从胸腔滑脱，立即用手捏闭伤口处皮肤，消毒后用凡士林纱布封闭伤口，协助医生做进一步处理。如引流管连接处脱落，立即用双钳夹闭胸壁导管，按无菌操作更换整个装置。

（6）健康指导：①做好患者及其家属的心理疏导工作，缓解焦虑情绪；②讲解戒烟、咳嗽、预防肺部感染的重要性，以取得患者的主动配合；③告知患者如发生畏寒、高热、伤口疼痛、呼吸困难等，要及时就诊；④保证休息、合理活动及营养均衡。

七、注意事项

抽液速度不宜过快，量不宜过多，一般第一次抽液不超过800 mL，以后每次不宜超过1000 mL。

第十二章

脑室引流管的护理规范

脑室引流是经颅骨钻孔或椎孔穿刺侧脑室，放置引流管，将脑脊液引流至体外，从而达到降低颅内压的目的。

一、置管目的

（1）保持引流通畅。

（2）防止逆行感染。

（3）便于观察脑室引流液性状、颜色、量。

（4）抢救因脑脊液循环受阻所致的颅内高压危急状态。

（5）便于脑室检查以明确诊断和方位。

（6）便于脑室术后引流脑脊液，减少脑膜刺激。

（7）蛛网膜粘连术后早期控制脑内压。

（8）经脑室引流管冲药，控制颅内感染。

（9）脑内肿瘤合并颅内高压，术前可先行脑室引流术降低颅内压，避免开颅术中颅压骤降引发脑疝。

二、适应证

（1）脑积水引起颅内压严重增高的患者。

（2）脑室内有出血情况的患者。

（3）开颅术中为降低颅内压。

三、材质、特点及有效期

（1）脑室引流管：纯硅胶材质。质地柔软，机体相容性好。

（2）脑室外引流器：PVC 材质。所有接口均为旋口设计，连接牢固；三通阀可灌药、采样、冲洗；带供检测用的滴液腔及刻度标尺，有效检测颅内压。

（3）有效期：脑室引流管置入颅内后根据患者实际情况选择拔管时机，一般不超过14 d；引流袋每天更换。

四、置管操作要点

（1）医生根据患者意识状态及能否配合选择合适的麻醉方式，经颅骨钻孔行脑室穿刺；或在开颅手术中将有数个侧孔的引流管前端置于脑室内，末端外接脑室外引流器，将脑脊液引流出体外。

（2）责任护士在医生置管后检查导管标识、置管深度和外露长度，记录置管日期、置管者姓名。

五、置管位置

（1）前角穿刺（穿刺侧脑室前角）常用于脑室造影和脑室引流。穿刺点在冠状缝前和中线旁各 2.5 cm，穿刺方向与矢状面平行，对准两侧外耳道假想连线，深度不超过 5 cm。

（2）后角穿刺（穿刺侧脑室三角区）常用于脑室造影、脑室 – 枕大池分流和颅后窝手术中及术后持续引流。穿刺点在枕外隆凸上 5 ～ 6 cm，中线旁 3 cm，穿刺方向对准同侧眉弓外端，深度不超过 6 cm。

（3）侧方穿刺（穿刺侧脑室下角或三角区）多用于分流术。穿刺部位的选择应考虑病变部位，一般应选择离病变部位较远处穿刺。穿刺侧脑室下角时，穿刺点在耳部最高点上方 1 cm；穿刺三角区时，穿刺点在外耳孔上方和后方各 4 cm 处；均垂直进针，深度4 ～ 5 cm。

（4）经眶穿刺（穿刺侧脑室前角底部）在眶上缘中点下后 0.5 cm 处，向上 45°、向内 15° 进针，深度 4 ～ 5 cm，可进入前角底部。

（5）小儿采用经前囟侧角脑室穿刺，一般不置管。

六、导管护理

（1）引流管的位置：待患者回病房后，取平卧位，立即在严格无菌的条件下连接引流袋，妥善固定引流管及引流袋，引流管开口需高于侧脑室平面 10 ～ 15 cm（距侧脑室前角水平约 15 cm），以维持正常的颅内压。

（2）引流速度及量：术后早期尤应注意控制引流速度，切忌引流过多、过快而使颅内压骤然降低，导致意外发生。因此，术后早期应适当将引流袋挂高，以降低流速，待颅内压力平衡后再放低。此外，因正常脑脊液每天分泌 400 ～ 500 mL，故每天引流量以不超过 500 mL 为宜。颅内感染患者因脑脊液分泌增多，引流量可适当增加，但同时应注意补液，以保持水、电解质平衡。

（3）保持引流通畅：引流管不可受压、扭曲、折叠，应适当限制患者头部活动范围，活动及翻身时应注意避免牵拉引流管。注意观察引流管是否通畅，若引流管内不断有脑脊液流出，管内的液面随患者呼吸、脉搏等上下波动，多表明引流管通畅；若引流管无脑脊液流出，应查明原因。

（4）观察并记录脑脊液的颜色、量及性状：正常脑脊液无色透明，无沉淀；术后 1～2 d 脑脊液可略呈血性，以后转为橙黄色。若脑脊液中有大量血液，或血性脑脊液的颜色逐渐加深，常提示有脑室内出血。一旦脑室内大量出血，需行紧急手术止血。脑室引流时间一般不宜超过 7 d，时间过长有可能发生颅内感染。感染后的脑脊液浑浊，呈毛玻璃状或有絮状物，患者有颅内感染的全身及局部表现。

（5）严格遵守无菌操作原则：每天定时更换引流袋，先夹闭引流管以免管内脑脊液逆流入脑室。注意保持整个装置无菌，必要时做脑脊液常规检查或细菌培养。

（6）拔管：开颅术后脑室引流管一般放置 3～4 d，此时脑水肿期已过，颅内压开始逐渐降低。拔管前 1 d 应抬高引流袋或夹闭引流管，以观察脑脊液循环是否通畅，颅内压是否再次升高。如患者出现头痛、呕吐等颅内压增高的症状，应立即放低引流袋或开放夹闭的引流管，并告知医生。拔管时应先夹闭引流管，以免管内液体逆流入脑室引起感染。拔管后，切口处若有脑脊液漏出，也应告知医生，以免引起颅内感染。

七、注意事项

（1）若患者并发脑疝、颅内感染、颅内出血等，需严密观察患者生命体征、意识、瞳孔。

（2）防止脑室引流管堵塞。观察脑室外引流器有无受压、折叠，仔细检查，及时纠正。如排除上述原因，脑室引流管内液面无波动，怀疑引流管被血凝块或沉淀物堵塞，应及时汇报医生，必要时使用尿激酶溶栓治疗。

（3）脑室引流管脱落的处理：①若从接口处脱落，应及时夹闭引流管上端，按无菌操作迅速更换一套脑室外引流装置，并密切观察患者生命体征、意识、瞳孔等变化，观察脑室引流管是否通畅，妥善处理后填写不良事件报告；②若从切口处脱落，应立即用无菌纱布封堵伤口，迅速汇报医生并协助处理，同时安慰患者，妥善处理后做好护理记录并填写护理不良事件报告。

（4）防止引流管脱落是脑室引流成功的关键之一。对于清醒的患者，应向其解释与指导，取得主动合作；对于有意识障碍的患者，可用约束带在其胸部或四肢适当部位加以约束。

（5）引流管要妥善固定。对于儿童及躁动患者，应加强头部及引流装置的固定和保护，防止坠床；改变体位时，头部和引流管的方向要保持一致，以免引起脑组织和血管损伤而出血。

第十三章

腰大池引流管的护理规范

腰大池脑脊液引流是将引流管放置到腰大池内引流脑脊液，是治疗交通性脑积水、中枢神经系统感染、蛛网膜下腔出血等的一种方法。

一、置管目的

（1）治疗颅内感染：感染的脑脊液持续引流至体外，可促使脑脊液分泌，对有炎性反应的脑脊液可起到冲洗、置换的作用，并且缓慢引流脑脊液能带走部分细菌、毒素及坏死组织等。

（2）可行颅内压监测，有效控制颅内压。

（3）治疗脑脊液漏：可降低颅内压并促进瘘管口愈合，部分患者可免除手术修补。

二、适应证

（1）蛛网膜下腔出血。

（2）脑脊液漏。

（3）脑膨出、脑积水。

（4）颅内感染。

（5）颅内病变的显微手术。

三、导管特点

（1）独特的柔软尖端设计，生物相容性好的热塑弹性体材料使导管的插入安全而容易，在导管插入期间有一定强度，但在人体内会变软，避免组织受到创伤。足够的显影材料能提供清楚而明确的标记，保证导管的尖端放置在正确的位置。

（2）穿刺针钝头的设计，带来良好的穿刺手感，防止划伤引流管。

四、置管操作要点

（1）调整体位，患者应侧卧于硬板床上，保持背部与床板垂直，膝部向脑部弯曲，使脊柱尽量后弓，以增宽椎间隙，便于进针。

（2）穿刺定位，选择 $L_3 \sim L_4$、$L_4 \sim L_5$ 椎间隙穿刺。

（3）局部消毒两次，铺设无菌巾于手术部位。

（4）穿刺前以 5% 利多卡因进行局部浸润麻醉，再行常规腰椎穿刺。若颅内压高于 200 mm H_2O，可先适当缓慢释放少量脑脊液。

（5）置管：使用特制的穿刺针穿刺腰大池，斜切口向上，经穿刺针置入硅胶管，向头侧蛛网膜下腔置入软质导管 8 ～ 10 cm，待脑脊液流出通畅，拔出穿刺针，连接尾帽，锁定尾帽并封闭。

（6）皮肤出口处用贴膜封固或缝针固定后封固，再将导管沿脊柱方向固定在皮肤上，直至肩胛位以上。

（7）在引流管末端连接三通管，连接处用消毒纱布包裹，并用胶布封缠，以保证连接处处于无菌状态。

（8）三通管末端接集液袋，保持患者头部抬高 20°，集液袋高度以入口处高于外耳道平面 10 ～ 20 cm 为宜，或根据每天引流量调整高度，日引流量控制在 200 ～ 350 mL。

五、导管护理

（1）观察患者瞳孔、意识、生命体征及有无头痛、呕吐、肢体活动障碍、颈部抵抗感等。置管后要去枕平卧 6 h，12 h 内要密切观察，24 h 后根据患者的病情定时监测，发现异常需要立即报告医生，并及时处理。

（2）密切观察引流液的量、颜色和性状，严格控制引流的速度，避免引流过量，防止继发枕骨大孔疝、颅内出血、低颅压等。

（3）保持引流通畅。引流不畅时要积极查找原因，注意检查引流管是否已经扭曲、脱落。引流管堵塞或血性引流液较浓的患者，可定期用少量生理盐水冲洗引流管，必要时更换引流管或重新置管。引流管通畅，但无脑脊液滴出，颅内压高，经甘露醇脱水后仍无法引流脑脊液，说明本法对该患者无效，应拔除引流管。集液袋要每天更换，更换时避免抬高集液袋以免反流，要严格无菌操作。

（4）注意患者体位和引流管的高度。建议患者卧床（可适当抬高床头），可以左右翻身，转动体位时可暂夹闭引流管。积极消除引起颅内压变化的因素，如控制患者咳嗽、保持大便通畅等。患者每天测颅内压 1 次，腰大池脑脊液压力超过 2.0 kPa 界定为颅内压增高。

（5）预防引流感染。保持置管部位敷料清洁、干燥，随时观察局部皮肤有无发红、肿胀等异常现象。搬运患者时应先夹闭引流管再搬动，以防引流液逆流。

（6）保持局部皮肤干燥，保持室内空气清新，定时开窗通风，每天紫外线消毒1次，减少探视和人员流动。严格控制置管引流时间，定期留取脑脊液做脑脊液常规及生化检查，必要时可做细菌培养，以便及时发现并治疗颅内感染。

（7）若患者脑脊液颜色澄清、各项指标恢复（脑脊液中红细胞$< 100 \times 10^6$/L，蛋白质< 0.8 g/L）、脑脊液漏消失、一般情况好转，应及时拔管，以防止引流过久，诱发或加重感染。一般置管3～7 d。拔管后严密观察患者的意识、瞳孔、生命体征，以防脑脊液漏再次发生。

六、注意事项

（1）观察引流液的性状。蛛网膜下腔出血时引流液为浅红色。如出现大量鲜红色的引流液，提示可能有出血，应立即报告医生。

（2）腰大池持续体外引流，丢失了大量的蛋白质，要鼓励患者进食或鼻饲高蛋白、高膳食纤维、高热量的食物，补足所需的营养。

第十四章

硬膜下 / 外引流管的护理规范

将导管置于硬脊膜与椎管内面的骨膜及黄韧带之间的狭窄腔隙，以引流组织液、血液及血性分泌物，同时也可引流出部分脑脊液。

一、置管目的

（1）预防开颅术后产生硬膜外血肿。

（2）引流组织液、血液及血性分泌物、部分脑脊液。

二、适应证

开颅术后产生的硬膜外血肿。

三、材质及有效期

（1）材质：聚乙烯。质地偏软，机体相容性好。

（2）有效期：引流管置入颅内后根据患者实际情况选择拔管时机，一般为 3～7 d。

四、置管操作要点

（1）由具有相关资质的医生置管。

（2）置管位置：硬膜外血肿一般位于颅骨的内面与硬脑膜之间，硬膜下血肿一般位于硬脑膜与蛛网膜之间或硬脑膜与脑皮质之间。

（3）责任护士在医生置管后检查导管标识、置管深度和外露长度，记录置管日期、置管者姓名。

五、导管护理

（1）适当限制头部的活动范围，活动、翻身时避免牵拉引流管。

（2）妥善固定，防止脱出。术中在严格无菌条件下连接负压引流球，引流管要在头皮上固定好，防止脱出。为保证安全引流管理，对意识不清的患者除适当使用镇静药物外，应适当采取约束措施。约束前，必须向患者及其家属说明约束的必要性，征得同意，以取得理解和配合。约束过程中要做好护理记录，注明约束理由，制订护理计划，每换一班，都要进行评估。

（3）保持有效引流，控制引流量及速度。引流管不可受压、扭曲、折叠，以防堵塞。发现不通畅时向离心方向挤捏引流管并及时通知医生进行处理。

（4）引流管高度：负压引流球与头处于同一平面。

（5）病情观察及记录：观察并记录引流液的量、颜色、性状。观察患者有无头痛、呕吐等颅内高压的症状，观察生命体征情况并记录。

（6）观察头部敷料的情况，渗血、渗液较多时及时报告医生。

六、注意事项

（1）每小时引流量以 ≤ 100 mL 为宜。

（2）术后 1 ~ 2 d 引出的血性液体颜色应转淡。若仍有大量血性液体引出，提示有出血。

（3）引流管停留时间一般为 3 ~ 7 d，时间过长易引起感染。

第十五章

血肿腔引流管的护理规范

应用立体定向仪定位、钻孔，行脑内穿刺置入引流管，以吸除脑内血肿。

一、置管目的

颅内肿瘤切除或血肿清除后，放置引流管到手术残腔内，引流出血性液体和气体，使残腔逐渐闭合，减少局部积液及形成假性囊肿的概率。

二、适应证

（1）血肿压迫脑组织出现头痛、记忆力障碍、偏瘫、失语。

（2）双侧血肿引起快速进展的意识障碍。

三、材质及有效期

（1）引流管：纯硅胶材质。质地柔软，机体相容性好。

（2）引流器：PVC材质。所有接口均为旋口设计，连接牢固；三通阀可灌药、采样、冲洗；带供检测用的滴液腔及刻度标尺，有效检测颅内压。

（3）有效期：引流管置入颅内后根据患者实际情况选择拔管时机，一般不超过5 d。

四、置管操作要点

（1）由具有相关资质的医生置管，常见置管部位为额部或颞部。

（2）责任护士在医生置管后检查导管标识、置管深度和外露长度，记录置管日期、置管者姓名。

五、导管护理

（1）引流管高度应低于创面。

（2）引流量以维持正常颅内压为原则，一般情况下每天引流量不超过100 mL。若为与脑室相通的创腔引流，一般每天不超过300 mL。如果术后早期引流量多，可适当抬高引流瓶，待血性脑脊液趋于正常后，及时拔除引流管。

（3）保持引流管通畅，引流管不可受压、扭曲、折叠，翻身时嘱患者动作轻柔，避免牵拉引流管。对于烦躁患者，四肢应加约束带，防止牵拉导致误拔引流管。

（4）拔管：一般于术后 3～5 d 拔除。①拔管后观察患者生命体征、意识状态的变化，如出现头痛、呕吐等颅内压增高的症状，应及时通知医生。②注意观察患者头部敷料的情况，如敷料上有渗出液，及时报告医生，及时更换，防止切口或颅内感染。③拔管后偶有一过性体温升高，须及时对症处理。④拔管后若出现脑脊液漏，应及时告知医生并进行缝合，管口（引流外口）有出血及时告知医生处理。

六、注意事项

（1）妥善固定引流管和引流袋，防止患者在变换体位时压迫、扭曲引流管或因牵拉引流管而引起疼痛。

（2）使用引流管时，引流瓶的位置不得高于患者插管端口的平面。移动患者时，应先将引流管夹闭。当引流液超过引流瓶的一半时，应及时倾倒，以防止因液体过多而造成的回流污染。

（3）保持引流管通畅，准确记录 24 h 的引流量，并注意引流液的量、颜色及性状的变化，以判断患者的病情发展趋势。

第十六章

颈部引流管的护理规范

颈部引流管是甲状腺术后在颈部切口位置放置的引流管，引流出切口内的渗血及渗液，以免出血和渗出物大量堆积，压迫气管造成窒息。

一、置管目的

（1）局部引流，防止术后因切口渗血、渗液引起气管受压导致的呼吸困难。

（2）预防感染，促进伤口愈合。

（3）便于观察颈部引流液的性状、颜色和量。

二、适应证

（1）甲状腺肿瘤术后患者。

（2）甲状腺手术后创面较大，渗血及渗液较多者。

三、结构及材质

（1）引流管：纯硅胶材质。质地柔软。引流管置入颈部切口处，下面连接负压引流球。

（2）负压引流球：纯硅胶材质。质地柔软，机体相容性好，可储存切口处的液体，需每天倾倒。

四、置管操作要点

在胸骨切迹上约一横指处沿皮纹做弧形领式切口。依次切开皮肤、皮下组织和颈阔肌。用组织钳牵开颈阔肌，在其深面用电刀分离皮瓣，上至甲状软骨切迹，下至胸骨切迹，两侧越过胸锁乳突肌前缘。沿胸锁乳突肌前缘切开筋膜，分离两侧胸锁乳突肌与深面的颈前肌群的疏松间隙。用无菌纱布保护切口。牵开上下皮瓣，用组织钳或止血钳提起颈白线两侧组织，切开颈白线直达甲状腺固有被膜，然后上下切开。于手术区放置螺纹负压引流管1根，持续负压吸引，自切口侧方穿出固定。

五、导管护理

（1）引流管的位置：待患者回病房后，取平卧位，引流管可用胶布进行二次固定，用绷带挂于脖颈处，以防脱管或因引流液太多导致切口拉扯疼痛。

（2）引流速度及量：注意观察引流管中的引流液，如果短时间内出现大量液体，及时通知医生，以防颈部切口大出血导致压迫气管引起患者窒息。

（3）保持引流通畅：引流管不可受压、扭曲、折叠，应适当限制患者的颈部活动范围，颈部不能剧烈活动，翻身时应使头、颈、背呈一条直线，活动及翻身时应避免牵拉引流管。注意观察引流管是否通畅，经常按压管路，防止血块堵塞。

（4）观察并记录引流液的颜色、量及性状：术后1～3 d引流液呈暗红色血性液体，以后引流液呈淡红色血性液体，最后呈淡黄色的透明液体。若引流管中出现牛奶一样的液体，立即通知医生，谨防乳糜漏。

（5）严格遵守无菌操作原则：每天定时倾倒引流液，应先夹闭引流管以免引流液流入引流管中，注意保持整个装置无菌。

（6）拔管：引流管一般放置3～5 d，根据病情适时拔管，拔管后观察切口敷料是否干燥，是否有渗血、渗液。

六、注意事项

（1）预防颈部切口出血，术后要密切观察颈部切口处是否肿胀，患者是否有呼吸困难、口唇发绀的症状，如有须立即通知医生，及时抢救。

（2）术后观察有无声嘶、饮水呛咳、手足麻木、肌肉抽搐等不适症状，指导患者进温凉流质饮食，行颈部功能锻炼。

（3）术后避免大声说话、咳嗽、打喷嚏，以防切口出血。

（4）注意保暖，预防感冒，以免痰液较多引起咳嗽。

（5）引流管位置要妥善固定，以防脱落。

（6）一旦引流管脱出，切不可将其插回切口处，应用无菌敷料（若无可用干净的毛巾）覆盖切口，并立即通知医生进行处理。

第十七章
乳腺癌术后引流管的护理规范

一、置管目的

乳腺癌术后在患者患侧的胸部及腋下各置 1 根引流管，用持续的负压吸引，不断吸出积聚的渗血和渗液，使皮瓣紧贴创面，有利于伤口愈合，防止皮瓣坏死和感染。

二、适应证

乳腺癌术后。

三、置管操作要点

（1）在患侧胸壁开横棱形切口，长约 15 cm。在皮肤和浅筋膜间分离皮瓣，上至锁骨下缘，下达腹直肌上缘，内至胸骨右缘，外至背阔肌前缘，将乳腺腺体从胸大肌筋膜浅面分离，完整切除。

（2）将胸大肌、胸小肌分离，清除胸大肌深面的肌间淋巴组织。暴露腋窝血管，清扫腋窝淋巴结至 L_2 水平，保留胸外侧神经、胸长神经、胸背神经和第 2 肋间背神经及肩胛下血管支。

（3）检查创面内有无活动性出血，若有须彻底止血。腋窝下及胸壁下留置引流管并固定。

四、导管护理

（1）严密观察患者生命体征、患肢血运情况及绷带松紧度。

（2）密切观察引流液的量、颜色和性状。一般情况下，术后 1 ～ 3 d 为暗红色血性液体，后为淡红色血性液体，最后为淡黄色清亮液体。

（3）保持引流通畅。注意检查引流管是否扭曲、脱落，经常挤压引流管，防止血块堵塞。引流液要每天倾倒。

（4）注意患者体位和引流管的高度。患者术后 6 h 内平卧，之后取半卧位，可以左右翻身，可将引流球挂在脖颈处或夹于衣服上，转动体位时，预防管路脱落。

（5）预防引流感染。保持置管部位敷料清洁、干燥，随时观察局部皮肤有无发红、肿胀等异常现象。

（6）预防切口感染，严格执行无菌技术操作。保持室内空气清新，定时开窗通风，每天紫外线消毒1次，减少探视和人员流动。

（7）随着引流液颜色的澄清和量的减少，应根据实际情况拔管，以防止引流过久，诱发或加重感染，拔管后严密观察切口敷料是否干燥，切口是否渗血、渗液。

五、注意事项

（1）观察引流液的性状，若短时间有大量出血，立即通知医生，观察切口是否裂开或活动度过大。

（2）持续引流可使患者丢失大量蛋白质，要鼓励患者进食高蛋白、高膳食纤维、高热量的食物，补足所需的营养。多休息，注意保暖，预防感冒，增强抵抗力。

（3）手术切除乳腺对女性来说不仅是身体上的伤害，也是心理上的伤害，要鼓励患者重拾生活的信心，配合医生的治疗，积极进行功能锻炼和后期的治疗。

第十八章

T 管的护理规范

T 管是三边相通的一种医疗器械，主要放在胆总管中，短 T 臂塞在胆总管内，帮助胆总管内的胆汁流出，另外一头长 T 臂直接延伸到腹壁以外，在手术后进行固定，将胆汁从胆总管引流到体外，减少胆管内的压力。

一、置管目的

（1）引流胆汁和减压：防止胆汁排出受阻，避免胆总管内压力增高、胆汁外漏引起腹膜炎。

（2）引流残余结石：使胆道内残余结石，尤其是泥沙样结石通过 T 管排出体外，亦可经 T 管行造影或胆道镜检查、取石。

（3）支撑胆道：防止胆总管切开处粘连、瘢痕狭窄等导致管腔变小。

二、适应证

（1）原发或继发性胆管结石、胆道蛔虫、肿瘤等行胆总管探查术后。

（2）肝外胆管扩张，胆管直径在 1.2 cm 以上。

（3）胆总管内有脓肿性胆汁或泥沙样结石。

（4）胆总管坏死或穿孔。

（5）肝外梗阻性黄疸。

三、材质及有效期

（1）材质：乳胶。

（2）有效期：T 管置入胆道后根据患者实际情况选择拔管时机。拔除 T 管前要行 T 管造影证实胆总管通畅，方可拔管。

四、导管选择

根据具体病情及术者经验选择是否放置支撑管。T 管周径应小于胆管周径，使 T 管臂对胆道壁无压力。

五、导管护理

（1）妥善固定，标识张贴清楚，不可轻易移动和牵拉导管，避免导管脱出或移位而导致胆汁外漏或胆汁性腹膜炎。

（2）保持导管通畅，避免折叠、受压、扭曲，经常挤捏，保持引流通畅。

（3）观察并记录胆汁的颜色、性状及量，注意有无浑浊和沉淀，必要时送检和细菌培养。

（4）定期更换引流袋，一次性使用引流袋每周更换 2 次，一次性使用防回流引流袋每周更换 1 次。严格执行无菌技术操作。保持引流袋低于引流口，防止反流。

（5）置管期间保持引流管周围皮肤清洁、干燥，如有渗液及时换药，观察有无黄疸加重、引流不畅、发热和腹痛等。

（6）拔管护理：若引流出的胆汁逐渐减少、色泽正常，在术后 10 d 左右，试行夹闭引流管 1～2 d，其间观察有无发热、腹痛、黄疸等症状，若无不适，分离引流袋，夹闭引流管；术后 4～6 周拔除 T 管，拔管后卧床休息半小时。

（7）并发症的处理。①T 管脱落：应立即通知医生，引流管脱出立即用凡士林纱布及无菌纱布按压置入口，严密观察患者腹部体征，再行手术置管或引流口插入尿管引流。②T 管堵塞：结石堵塞用抗生素溶液低压冲洗；凝血块堵塞用肝素溶液冲洗；蛔虫堵塞用过氧化氢经 T 管注入或用活检钳夹出。③胆道逆行感染：解痉、镇痛、利胆、纠正休克，行抗感染治疗。④胆瘘：根据情况选择是否重新手术放置 T 管。

（8）健康指导：①注意饮食卫生，定期驱除肠道蛔虫；②带 T 管出院者，向患者解释 T 管的重要性；③嘱患者穿宽松、柔软的衣服，以防引流管受压；④采用淋浴，用防水敷料覆盖引流管处；⑤避免举重物或过度活动，以免牵拉导致导管脱出；⑥注意按预定时间返院检查或拔管。

六、注意事项

（1）观察生命体征及腹部体征的变化，如有发热、腹痛，提示有感染或胆汁渗漏可能，应及时报告医生。

（2）对于预防吻合口狭窄支撑管放置的时间，既往主张至少 3 个月，目前倾向于更长的时间。

第十九章

经皮肝穿刺胆道引流管的护理规范

经皮肝穿刺胆道引流是在 X 线或 B 超引导下，利用特制穿刺针经皮穿入肝内胆管，再将造影剂直接注入胆道而使肝内外胆管迅速显影，同时通过造影管行胆道引流。对梗阻性黄疸的鉴别诊断有特殊意义。

一、置管目的

了解肝内外胆管病变部位、范围、程度和性质，引流胆汁。

二、适应证

原因不明的梗阻性黄疸行经内镜逆行胆胰管造影术失败者、术后疑有残余结石或胆管狭窄者、B 超提示肝内胆管扩张者。

三、材质及有效期

（1）材质：硅胶。

（2）有效期：经皮肝穿刺胆道引流管置入后由医生决定拔除时机。

四、导管选择

胆汁无感染可用 7 ～ 8.5 F 导管，感染或有胆泥可用 10 ～ 12 F 导管。最好选择有内外固定装置和推进钢芯的导管。

五、导管护理

（1）妥善固定，避免因患者咳嗽、翻身等原因致引流管滑脱。

（2）保持引流通畅，避免引流管扭曲、折叠、受压，确保有效引流。

（3）观察并记录胆汁的颜色、性状、量。

（4）定期更换引流袋，一次性使用引流袋每周更换 2 次，一次性使用防回流引流袋每周更换 1 次。严格执行无菌技术操作。保持引流袋低于引流口，防止反流。

（5）引流管口周围皮肤覆盖无菌纱布，并保持局部皮肤的清洁、干燥，如有渗液及时更换，防止胆汁浸润皮肤引起炎症反应及穿刺口的感染。局部皮肤涂氧化锌软膏予以保护。

（6）拔管：如患者生命体征平稳，胆汁引流量在 700 mL 以上，大便颜色转黄，黄疸消退，血红素下降，且经夹管试验后患者无不适，生命体征平稳，大便颜色正常，可以拔管。

（7）并发症的处理。①胆道感染：严密观察患者的生命体征，有无腹痛、高热、寒战及意识状态的变化情况；应用足量抗生素控制感染，保持引流通畅，预防胆管炎的发生。②胆道出血：绝对卧床休息，观察血压、脉搏、呼吸、面色及意识状态的变化情况。观察胆汁的颜色、性状及量的变化。遵医嘱给予止血药。③胆汁渗漏：及时更换敷料并注意保护皮肤。严密观察生命体征及腹痛的性质、部位、程度及体温波动情况，保持引流通畅，并报告医生加强抗生素治疗。④引流管阻塞、移位：妥善固定导管，避免导管受压或扭曲，进行引流管冲洗。⑤电解质紊乱：记录出入量，遵医嘱补液。

（8）健康指导：①指导患者饮食由早期的清淡、易消化的低脂流质逐渐过渡到低脂普食。②指导患者妥善固定引流管，避免剧烈活动，告知引流管脱落的危害。③出院后每 15 d 门诊复查 1 次，保持引流管处敷料的清洁、干燥，若出现发热、腹痛、黄疸或引流管脱落应及时就诊。

六、注意事项

（1）经皮肝穿刺胆道引流术后注意观察有无血性胆汁流出，术后 1～2 d 胆汁浑浊，呈墨绿色，之后逐渐变成黄色或黄绿色。若胆汁引流量突然减少，应检查引流管是否脱出，通知医生处理。

（2）重度梗阻性黄疸患者不能行开腹手术或择期手术时行经皮肝穿刺胆道引流术，将胆汁引出体外，减轻黄疸，改善肝脏功能；胆管恶性肿瘤行经皮肝穿刺胆道引流术后需长期保留引流管，指导患者及其家属进行引流管的自我管理。

第二十章

腹腔引流管的护理规范

腹腔引流管是放置在腹腔内将液体等从腹腔内引流到体外的引流管，分为预防性引流管和治疗性引流管，有陶氏腔引流管、盆腔引流管、膈下引流管、髂窝引流管、脾下引流管、脾窝引流管等。

一、置管目的

引流各种积液，降低局部压力，减少粘连，促进伤口愈合，支撑，防止吻合口狭窄。

二、适应证

术后发生渗血、渗液、积脓、感染等各种情况需要将液体引流出体外的患者。

三、材质及有效期

（1）材质：硅胶、塑料。

（2）有效期：腹腔引流管植入腹腔后由医生决定更换时机。

四、置管位置

腹腔内置入，腹腔外接引流袋。

五、导管护理

（1）妥善固定引流管和引流袋，防止患者在变换体位时引流管受压、扭曲或脱出。

（2）保持引流通畅，若发现引流量突然减少，患者感到腹胀伴发热，应检查引流管腔有无阻塞或引流管是否脱落。

（3）注意观察引流液的颜色、量、气味及有无残渣等，准确记录 24 h 引流量，并注意引流液的量及性状的变化，以判断患者病情的发展趋势。

（4）注意观察引流管周围皮肤有无红肿、损伤等情况。

（5）疼痛观察：引流口处疼痛常是因为引流液对周围皮肤的刺激，或由于引流管过紧地压迫局部组织引起继发感染或迁移性脓肿。

（6）每天更换无菌袋，更换时应注意无菌操作，以免引起逆行感染。

六、注意事项

（1）注意观察腹腔引流液的量、性状及颜色等情况，判断是否存在腹腔内出血、感染等并发症。

（2）避免腹腔引流管弯折、脱落，观察腹腔引流管的位置。

（3）如果腹腔引流管周围有渗血、渗液，须及时更换敷料，保持局部清洁干净。

（4）如果腹腔引流管部位切口剧烈疼痛，须及时查看是否由固定线切割伤口引起，及时给予松解，缓解疼痛。

（5）正常情况下腹腔引流液 3 d 后量会逐渐减少，颜色逐渐变清、变淡。当腹腔引流液的量每天少于 20 mL，可以考虑拔管。

第二十一章
肛门引流管的护理规范

一、置管目的

结直肠手术术后经肛门留置引流管能有效地减少术后吻合口瘘和狭窄的发生，加速患者康复。

二、适应证

结直肠手术。

三、材质及有效期

（1）材质：乳胶。

（2）有效期：肛门引流管植入后由医生决定更换时机。

四、置管要点

肛门引流管均在术中放置，硅胶引流管要求软硬适中，太软因压迫易扭曲变形而致引流不畅，太硬可能致肠壁损伤，患者感觉不适。引流管的长度根据患者的手术部位高低而定，引流管的粗细根据患者情况而定，最好选用口径比较粗的引流管，以便于引流通畅，直径一般为 1 ~ 2 cm，引流管体内端要圆钝，避免机械性刺激肠壁，造成机械性损伤，同时要多剪几个侧孔，便于引流。引流管放置在吻合口上 3 ~ 5 cm，外部要妥善固定，防止脱出。

五、导管护理

（1）妥善固定引流管，观察引流管是否通畅，及时排放引流袋内气体及粪便，并观察引流物的性状及颜色。观察患者有无肠鸣音及肠蠕动的情况。

（2）肛周皮肤护理。由于引流管与肛周皮肤会产生一定的摩擦，且有的患者直肠内容物通过引流管和肠壁之间的缝隙流出会对肛周皮肤产生刺激，因此护理时注意保持肛周皮肤清洁、干燥，避免排泄物长时间刺激局部皮肤。若肛周皮肤发红或溃疡、糜烂，在彻底清洁皮肤后局部涂氧化锌软膏，切勿用不洁手纸擦拭，以防感染和损伤皮肤。

六、注意事项

（1）保持引流管通畅，随时观察，不要使引流管受压、扭曲，以免影响引流。

（2）注意引流管的固定，避免移位、脱出。

（3）活动时，要注意引流瓶的位置不能高于插管口的平面。

（4）注意保持引流管与伤口或黏膜接触部位的洁净，以防感染。

（5）做好引流液颜色、性状及量的记录，并及时报告医生。

第二十二章

腹膜后引流管的护理规范

一、置管目的

用于腹膜后间隙脏器手术或操作后，进行腹膜后感染、血肿、脓肿的引流。

二、导管护理

（1）严格执行无菌操作规范，防止医源性感染。

（2）妥善固定引流管和引流袋。告知患者腹膜后引流管的重要性，切勿自行拔出。管外标注标识、置管时间、置管者。

（3）保持管路通畅，定时挤压管路，勿折叠、压迫、扭曲导管。

（4）观察并记录引流液的量、颜色及性状。正常情况下早期引流液为暗红色，后期为血清样淡红色。若短时间内引流出大量鲜红色引流液，伴血压下降、心率增快，甚至出现休克症状，应立即夹管，通知医生，给予止血、补液等药物治疗，必要时手术止血。

（5）观察患者腰腹部体征，有无腰腹部胀痛。

（6）预防感染：保持引流管周围皮肤敷料清洁、干燥。引流袋内引流液达 2/3 时要及时倾倒。一次性使用引流袋每周更换 2 次，一次性使用防回流引流袋每周更换 1 次。

（7）健康指导。告知患者置管的目的及注意事项，如有不适，立即告知医护人员进行处理。

第二十三章
膀胱造瘘管的护理规范

一、置管目的

用于膀胱造瘘术后的永久性或暂时性尿液引流。

二、适应证

1. 暂时性膀胱造瘘术的适应证

（1）梗阻性膀胱排空障碍所致的尿潴留，且尿管不能插入者。

（2）阴茎或尿道损伤需转流尿液。

（3）泌尿系统手术后确保尿路的愈合，尿道整形，吻合手术和膀胱手术后。

（4）因化脓性前列腺炎、急性前列腺炎、尿道炎、尿道周围脓肿等继发尿潴留而不适宜留置尿管时。

2. 永久性膀胱造瘘术的适应证

（1）神经源性膀胱功能障碍，不能长期留置导尿管或留置导尿管后反复出现睾丸炎或附睾炎者。

（2）下尿路梗阻伴尿潴留，因年老体弱及重要脏器有严重疾病不能耐受手术者。

（3）尿道肿瘤行下尿路切除术者。

三、材质及有效期

（1）材质：乳胶或带有有机硅涂层的乳胶、硅胶。

（2）有效期：乳胶导管建议使用期限为2周，硅胶导管建议使用期限为4周，带有有机硅涂层的乳胶导管建议使用期限为1个月。

四、置管操作要点

（1）由具有相关资质的医生置管，常见置管部位为耻骨上两横指。

（2）责任护士在医生置管后检查导管标识，记录置管日期、置管者姓名。

五、导管护理

（1）严格执行无菌操作规范，防止医源性感染。

（2）妥善固定引流管和引流袋。告知患者膀胱造瘘管的重要性，切勿自行拔出。

（3）保持管路通畅，定时挤压管路，勿折叠、压迫、扭曲导管。

（4）观察并记录引流液的量、颜色及性状。膀胱有出血者，用生理盐水或等渗冲洗液冲洗，保持引流通畅。

（5）预防感染：无菌引流袋应低于膀胱水平，防止尿液倒流，也不可接触地面；保持导管周围皮肤敷料清洁、干燥。引流袋内引流液达 2/3 时要及时倾倒，一次性使用引流袋每周更换 2 次，一次性使用防回流引流袋每周更换 1 次。

（6）并发症的处理。①感染：更换造瘘管时要严格无菌操作。造瘘口每天换药，发生漏尿、导管脱落则及时更换，造瘘口周围皮肤消毒面积要达到 15 cm 以上，造瘘管消毒长度 10 cm 以上。②脱管：注意妥善放置造瘘管，避免牵拉而导致导管脱落。一旦脱落，必须 24 h 内到医院重新插管，以防造瘘口堵塞，给再次插管造成困难。

（7）健康指导。①告知患者及其家属置管的目的及注意事项，预防管路滑脱及感染的发生。②如长期置管，在保护好造瘘口的基础上可允许患者洗澡，以淋浴为佳，注意用密封胶保护好造瘘口，洗完澡后消毒造瘘口并更换纱布。

六、注意事项

穿刺完后，一次性不能放出过多尿液，以防出现膀胱黏膜出血，一般以 400～500 mL 为宜。

第二十四章

肾造瘘管的护理规范

肾造瘘术是通过穿刺或切开肾实质，把导管送到肾盂内以行引流。肾盂造瘘是切开肾盂把导管直接插入的引流方法。

一、置管目的

肾脏或输尿管病变需转流尿液，有利于解除梗阻，保护肾功能，控制因上尿路梗阻而继发的感染，利于肾盂或输尿管吻合口的愈合。

二、导管护理

（1）严格执行无菌操作规范，防止医源性感染。

（2）妥善固定造瘘管和引流袋，特别是术后瘘管未形成时，严禁造瘘管脱落。造瘘管外标注标识、置管时间、置管者。

（3）定时观察引流液的量、颜色及性状，发现尿液浑浊、沉淀、有结晶时，鼓励患者多饮水，必要时由医生或在医生的指导下行生理盐水冲洗，遵循"低压、少量、缓慢"的原则，选择 50 mL 注射器，每次冲洗量不超过 12 mL，有腰胀感时停止冲洗。分别记录肾造瘘及膀胱排出的尿量，密切观察有无出血。

（4）保持引流通畅，防止引流管受压、扭曲或阻塞。

（5）预防感染：引流管应低于耻骨联合水平，防止尿液倒流，不可接触地面；保持造瘘口及周围皮肤敷料清洁、干燥；引流袋内引流液达 2/3 时要及时倾倒；一次性使用引流袋每周更换 2 次，一次性使用防回流引流袋每周更换 1 次；根据病情，指导患者多饮水。

（6）拔管前试夹管，试夹管期间严密观察周围皮肤敷料有无渗液，患者腰部有无胀痛、体温是否正常。

（7）并发症的处理。①出血：肾造瘘后可能会发生肾及肾周出血。少量出血一般都不可避免，无须特殊处理。出血量较多时需绝对卧床休息，反复冲洗造瘘管使其保持通畅并适当给予止血药物，严重者可能需要暂时夹闭造瘘管待出血停止后再重新开放。②尿外渗：肾造瘘后一般都会有少量尿外渗，患者一般无症状，尿外渗较多时患者可能会出现腰部和侧腹部胀痛、发热等症状。预防和治疗尿外渗的主要方法是保持造瘘管通畅。外渗严重者应适当应用抗生素以预防和控制感染，仅在脓肿形成等特殊情况下才需要切开或穿刺引流。③造瘘管堵塞：在留置造瘘管期间可能会因血块、分泌物、结石碎片等因素造成造瘘管堵塞。多饮水和不定时地反复挤压造瘘管是防止堵塞的最好方法。一旦发现堵塞，经重复挤压和冲洗仍无效时需更换造瘘管。造瘘管堵塞可能会引起继发肾脏感染，一定不要轻视。④造瘘管脱出：留置肾造瘘管期间，各种原因可能会造成肾造瘘管脱出，脱出不多时易与造瘘管堵塞相混淆，需借助B超或经造瘘管造影来进行鉴别。造瘘管脱出后，如病情需要继续放置者，需立即更换或重新放置造瘘管。⑤感染：由于异物反应，造瘘管内或造瘘管周围会有少量分泌物，尿中亦可出现白细胞增多等改变，这种情况属于正常反应，不能视为感染。无症状的感染亦不需要特殊处理，待尿路梗阻解除、拔除造瘘管后，感染一般会自然消退。严重感染常继发于造瘘管梗阻，需及时解除梗阻，保持造瘘管引流畅通并适当应用抗生素。⑥产生结石：长期留置肾造瘘管可能引起结石形成，预防的方法是多饮水和定期更换造瘘管。

（8）健康指导。①肾造瘘术后，绝对卧床休息2周。②长期带肾造瘘管者，2周更换造瘘管1次。嘱患者保持管路通畅，不能夹管，以免造成肾脏损伤。③拔管前，先试行闭管2～3 d，观察排尿情况，如无排尿困难、腰痛等症状，可拔管。

三、注意事项

（1）除血块阻塞等影响引流通畅情况时，不主张进行冲洗。如需冲洗，注意倾听患者主诉，由医生操作或在医生指导下进行，切勿随意冲洗。

（2）拔管后嘱患者2～4 h排尿1次，如出现造瘘口渗尿，取健侧卧位，减少尿液外渗。

第二十五章

输尿管支架管的护理规范

一、置管目的

（1）支撑输尿管，引流尿液。

（2）扩张输尿管，解除输尿管梗阻，防止输尿管狭窄，引流碎小石头。

二、材质及有效期

（1）材质：聚氨酯、硅胶。

（2）单 J 管使用有效期：30 ～ 90 d。

（3）双 J 管使用有效期：1 年。

（4）留置双 J 管拔除及更换时间。①输尿管结石输尿管镜下留置双 J 管：2 ～ 4 周。②肾盂及肾实质切开取石留置双 J 管：1 个月。③经皮肾镜留置双 J 管：1 ～ 3 个月。④输尿管切开取石留置双 J 管：1 个月。⑤输尿管狭窄双 J 管留置置入术：2 个月。⑥肾盂输尿管连接部狭窄离断成形术留置置入术：2 ～ 3 个月。

三、置管操作要点

（1）由具有相关资质的医生置管，术中在患侧放置输尿管支架管，一端放在肾盂，一端放在膀胱。

（2）膀胱尿流改道术后左右输尿管支架管分别接引流袋。

（3）造口周围伤口愈合后接造口底盘及造口袋。

（4）责任护士在医生置管后检查导管标识、置入深度和外露长度，区分左右输尿管支架管，记录置管日期、置管者姓名。

四、膀胱全切输尿管支架管护理要点

（1）妥善固定导管，定时挤捏以保持引流通畅，引流袋位置应低于膀胱以防止尿液反流。

（2）观察引流尿液颜色、量、性状，如发现异常立即通知医生处理。

（3）输尿管支架管一般于术后 10～14 d 拔除。

（4）饮食指导：鼓励患者多饮水，饮水量每天在 3000 mL 以上；给予高蛋白质、高热量、高维生素、高膳食纤维、易消化饮食；保持大便通畅，防止因用力排便增加盆腔压力而致出血；劝服患者术后坚持戒烟。

（5）告知患者注意休息，保证充足的睡眠。3 个月内避免重体力劳动和剧烈活动，防止发生继发出血，3 个月后可从事正常的工作和生活。

五、输尿管梗阻置入输尿管支架管护理要点

（1）双 J 管置管期间不要憋尿，术后多饮水，每天饮水 1500～2000 mL，注意观察尿液颜色、量的变化，如发现异常及时通知医生。

（2）加强营养，多食蔬菜、水果等，肾切除患者避免食用野生菌。

（3）若发生腰部胀痛、发热、血尿等及时就医。

（4）嘱患者劳逸结合，避免过度劳累，适当进行户外活动及轻度体育锻炼，以增强体质，防止感冒及其他并发症。

（5）戒烟、禁酒、保持心情愉快，有利于疾病恢复及身体健康。

六、注意事项

（1）做好心理护理，解除患者心理压力。

（2）留置管路期间，嘱患者不要憋尿。

（3）留置管路期间，避免腰部剧烈运动、双上肢及腰部同时伸展、做下蹲的动作及重体力劳动，防止管路滑脱或移位。

（4）出院前向患者及其家属详细介绍出院后有关事项，嘱其定时拔除输尿管支架管。

第二十六章

腹膜透析管的护理规范

腹膜透析管是腹膜透析患者的生命线。通过外科手术切开法、盲穿法和腹腔镜法将腹膜透析管经腹壁植入盆腔，腹膜透析液由此管路进出腹腔。

一、置管目的

建立腹膜透析液进出腹腔的通路，保证腹膜透析的正常进行。

二、适应证

（1）慢性肾衰竭的肾脏替代治疗。

（2）急性肾衰竭，高容量负荷，以及水、电解质或酸碱平衡紊乱和药物中毒等疾病。

（3）肝衰竭的辅助治疗。

（4）经腹腔给药、补充营养。

三、材质及有效期

（1）材质：硅胶。

（2）有效期：腹膜透析管由医生根据拔管指征决定是否拔除，外接短管有效期为6个月。

四、导管护理

1. 切口处护理

（1）鼓励患者术后早期（术后第2天）下床活动，促进胃肠蠕动，以防止腹膜透析管移位。

（2）应用透气性好的无菌敷料覆盖。通常在切口拆线时清洁换药，但如遇渗血、渗液、感染和卫生条件不良，应增加换药次数。

（3）术后定时给予小剂量腹膜透析液冲洗腹腔，防止突然增加切口张力，影响切口愈合，直至开始正常腹膜透析。

（4）如果术后切口出现渗液、损伤、感染或出血，应视情况暂停冲洗，并及时处理。

（5）术后7～8 d根据切口愈合情况拆线。如有渗出物，应增加换药次数，视情况延长拆线时间。

（6）切口拆线前，不得淋浴，可以采取擦浴的方式清洁全身皮肤。

2. 出口处护理

（1）术后导管制动：出口处的导管必须用胶布固定好，避免牵拉，影响出口愈合。外接短管放置在贴身的腹带里，日常活动时避免拉扯，避免腰带或纽扣直接接触导管，造成机械性损伤。导管固定时要顺着腹膜透析管和外接短管的自然走势，不要扭曲、压折。

（2）应用无菌纱布或透气性好的无菌敷料覆盖出口处，术后早期通常在为切口换药时对出口处进行换药；术后2周以后，每天对出口处换药，如遇渗血、渗液、感染和卫生条件不良，应增加换药次数。

3. 腹腔外导管的固定

（1）距离出口5 cm处，用胶带将导管固定于皮肤上，防止牵拉、扭曲导管。固定导管注意使用纸胶带，避免使用橡皮膏，以免损坏管路。

（2）将胶带两端反折（以免胶带撕开时损伤出口），胶面向上，交叉固定导管。

（3）在不灌入腹膜透析液及放液时将导管装入腹袋中。

4. 并发症的处理

（1）穿刺及切口部位出血：少量出血无须特殊处理，如形成血肿应清除血块，缝扎止血。

（2）皮肤及皮下隧道感染：如果局部皮肤红肿，应全身应用抗生素；如形成脓肿，应拔出导管，切开引流。

（3）双向梗阻：指腹膜透析液既不能经腹膜透析管进入腹腔，也不能从腹腔中排出。原因多为腹膜透析管扭曲（多在皮下隧道部位或肌层）、纤维或血块堵塞导管。此时应拔管后安装新的腹膜透析管。

（4）单向梗阻：腹膜透析液能经腹膜透析管进入腹腔内，但不能排出。腹膜透析患者如发生单向梗阻，可按下述步骤处理。①检查导管连接系统有无漏气，患者腹部与容器之间落差是否足够。②嘱患者在放液时不断变动体位，对导管移位或被包裹及腹腔粘连者可能有效。③在腹膜透析液内加入肝素、尿激酶或链激酶，对侧孔被堵者可能有效。④侧孔堵塞时，还可用肝素盐水加压冲洗腹膜透析管，剂量为2500 U肝素加入 30 mL 生理盐水。⑤应用缓泻药或灌肠。⑥如上述处理均无效，则需拔除腹膜透析管，重新插入新管。

5. 健康指导

（1）对预行腹膜透析患者先做好术前教育，用通俗易懂的语言为患者讲解慢性肾衰竭的有关知识，讲解腹膜透析的目的、原理及优点，做好患者的心理护理，解除其恐惧心理。

（2）插管后先向患者讲解有关无菌方面的知识，教患者如何正确洗手、戴口罩。

（3）指导患者如何加热腹膜透析液、正规的操作步骤及出口护理和管路护理。指导患者正确测量体重、记录 24 h 超滤量、观察透出液颜色及处理腹膜透析液引流不畅的方法。

（4）对于长期腹膜透析患者，帮助他们找出透析过程中存在的问题，及时纠正。

第二十七章

血液净化治疗中心静脉导管的护理规范

经体表穿刺至相应的静脉，插入导管至大血管腔或心腔内，为血液净化治疗建立血管通路，可应用临时导管（无隧道和涤纶套导管）和长期导管（有隧道和涤纶套导管）。

一、置管目的

为血液净化治疗建立通道，提供充足的血流量。

二、适应证

（1）临时导管：①有透析指征的急性肾损伤（如急性肾衰竭）；②急性药物或毒物中毒需急诊进行血液净化治疗的患者；③有可逆因素的慢性肾衰竭基础上的急性加重；④内瘘成熟前需要进行透析的患者；⑤内瘘栓塞或感染需临时建立通路过渡；⑥腹膜透析、肾移植患者因病情需要进行临时血液透析；⑦其他原因需临时进行血液净化治疗。

（2）长期导管：①肢体血管条件差，无法建立自体动静脉内瘘患者；②心功能较差，不能耐受动静脉内瘘分流的患者；③部分腹膜透析患者，因各种原因需暂停腹膜透析，或短期可以行肾移植，用血液透析过渡，可选择长期导管作为血管通路；④病情较重，或合并有其他系统的严重疾病，预期生命有限的患者。

三、禁忌证

（1）临时导管：无绝对禁忌证。相对禁忌证：①广泛腔静脉系统血栓形成；②穿刺局部有感染；③凝血功能障碍；④患者不合作。

（2）长期导管：无绝对禁忌证。相对禁忌证：①手术置管部位的皮肤或软组织存在破损、感染、血肿、肿瘤；②患者不能配合，不能平卧；③患者有严重出血倾向；④患者存在颈内静脉解剖变异或严重狭窄甚至缺如；⑤既往在预定插管血管有血栓形成史、外伤史或血管外科手术史。

四、材质及有效期

（1）材质：聚氨酯、硅脂。

（2）有效期：颈部静脉临时导管使用有效期原则上不得超过 4 周，如果预计需要留置 4 周以上，应当采用长期导管；股静脉临时导管原则上有效期不得超过 1 周，长期卧床患者可以延长至 2～4 周。

五、置管部位选择

常用置管部位有颈内静脉、股静脉。锁骨下静脉置管由于并发症严重，一般不推荐应用。

（1）颈内静脉置管优缺点如下。

优点：①不易感染，使用时间较长；②压力较低，容易压迫止血；③血栓形成和发生血管狭窄较少。

缺点：①穿刺时对体位要求较高；②不够美观、影响头部活动。

（2）股静脉置管优缺点如下。

优点：①操作简单、安全；②适用于抢救意识不清者。

缺点：①感染率较高，保留时间短；②易误穿入股动脉；③导管易折，不易固定，下肢活动相对受限。

六、置管操作要点

（1）向清醒患者解释导管的用途及置管的重要性。

（2）调整体位：颈内静脉插管取头低仰卧位，充分暴露颈部三角区；股静脉插管时置管侧腿屈曲、略外展。

（3）协助并督促操作者规范操作，预防及处理相关并发症。

（4）置管完毕，妥善固定导管，并处理用物。

（5）导管置入后建议行 X 线检查确认位置。

七、导管护理

（1）医护人员戴口罩和手套操作，颈部置管的患者也应戴口罩。

（2）每次使用导管后更换敷料，采用透气敷料覆盖保护。每次治疗后更换新的无菌肝素帽。

（3）导管口上机时严格消毒，尽量避免开放状态的导管长时间暴露于空气中。导管动静脉接头部位用碘附消毒。

（4）清洗导管隧道出口部位，有分泌物的导管出口应加消毒液清洗。

（5）保持导管通畅，生理盐水脉冲式冲管，严格按照规范进行肝素盐水封管。

（6）妥善固定导管，防牵拉、脱落。

（7）并发症的处理。①感染。a.出口感染：指导管距离出口2 cm以内的感染，一般无发热等全身症状，可以采用出口局部消毒，或口服抗生素治疗。b.隧道感染：指导管皮下隧道内距离出口2 cm以上的感染，积极抗感染后72 h仍不能控制者，必须拔管，同时使用有效抗生素治疗1～2周。c.导管相关血流感染：血液透析开始数分钟至数十分钟，患者出现畏寒、寒战、发热等全身症状，少数患者可能出现延迟发热，即血液透析结束后低热，这与感染的细菌数量和毒力有关，应立即采血培养，通常采导管动、静脉腔内和外周血标本进行培养，并立即静脉使用抗生素治疗，初始经验性使用抗生素，后根据培养结果调整抗生素；外周静脉使用抗生素必须同时采用抗生素封管。d.导管腔内感染：抗生素封管必须2周以上，可巩固疗效。e.无发热和全身症状的导管腔内感染：可以单独使用封管治疗，有发热和全身症状的必须全身静脉使用抗生素或抗真菌药物。②导管功能不良。a.溶栓：导管发生引流不畅或上机时发生抽吸困难时，需要采用尿激酶导管内溶栓治疗，建议采用5000～10000 IU/mL的尿激酶，在导管内保持25～30 min；也可以保留10 min后每隔3～5 min推注尿激酶溶液0.3 mL。反复发生血栓和引流不畅通常需要尿激酶持续滴注，建议方案为25万～50万IU的尿激酶持续缓慢滴注6～10 h。b.导管失功：如果多次溶栓无效或导管异位，可以更换新导管。

（8）健康指导。告知患者及其家属置管的目的及注意事项，防止管路扭曲、弯折、滑脱，如有任何不适，及时告知医护人员。及时清除鼻腔葡萄球菌等的携带状态。

八、注意事项

（1）股静脉置管患者避免腿部用力及弯曲，防止导管弯折、扭曲，防止血液堵塞导管。

（2）注意保持导管翼缝合线稳固，防止导管脱落。

（3）若发现导管脱出或有渗血，及时请示医生给予相应处理。

（4）严格遵守无菌操作原则，使用一次性肝素帽。

（5）对于高凝状态、易堵管的患者，定期（每1～2周）行管腔内尿激酶溶栓可以有效防止管腔内血栓形成，延长导管使用寿命。

（6）避免将导管用于非血液净化用途，如取血、输液等。

（7）及时治疗身体其他部位的病菌感染。

（8）嘱患者注意个人卫生，保持导管局部清洁、干燥；改善营养状况，增强机体免疫力。

（9）当无使用导管适应证时，应尽快拔管。

第二十八章

动静脉内瘘的护理规范

自体动静脉内瘘成形术是通过外科手术吻合患者的外周动脉和浅表静脉，使动脉血液流至浅表静脉，达到血液透析所需的血流量要求并便于血管穿刺，从而建立血液透析体外循环，有着方便、安全、使用寿命长、并发症少的特点，成为维持性血液透析患者血管通路的首选。

一、置管目的

为血液透析治疗提供充足的血液，为透析治疗的充分性提供保障。

二、动静脉内瘘的使用时机

（1）动静脉内瘘成熟的定义：易于穿刺，穿刺时渗血风险最小，在整个透析过程中均能提供充足的血流，能满足每周 3 次以上的血液透析治疗。

（2）动静脉内瘘成熟判断。①物理检查：吻合口震颤良好，无异常增强、减弱或消失；瘘体段静脉走行平直、表浅，易穿刺，粗细均匀，有足够可供穿刺的区域，瘘体血管壁弹性良好，可触及震颤，无搏动增强、减弱或消失。②多普勒超声检查：测定自然血流量 > 500 mL/min，内径 ≥ 5 mm，距皮深度 < 5 mm。③动静脉内瘘穿刺时机：建议最好在手术 8 周以后进行穿刺，特殊情况也至少要在术后 1 个月待内瘘成熟后再行穿刺。适当推迟首次穿刺时间可延迟内瘘功能不良的发生。

三、穿刺针的材质和选择

（1）穿刺针材质：不锈钢。

（2）内瘘使用最初阶段，建议使用小号（16 ～ 17 G）穿刺针和较低的血流量（200 ～ 250 mL/min），以降低对内瘘的刺激与损伤。使用 3 ～ 5 次后，再选用较粗的穿刺针（15 ～ 16 G），并在患者耐受的情况下，尽量提高血流量（250 ～ 350 mL/min）。

四、穿刺操作要点

（1）从远心端到近心端，采用阶梯式或纽扣式穿刺，不推荐定点穿刺，避免在吻合口附近穿刺。

（2）推荐动脉针向近心方向穿刺，尤其是当穿刺点接近瘘口时。

（3）穿刺时注意严格遵守无菌操作原则。

五、动静脉内瘘的护理

1. 动静脉内瘘穿刺

（1）穿刺前做好解释工作，消除患者的紧张情绪，取得患者的信任与配合。

（2）仔细评估血管走向，避免反复在皮下组织找血管。

（3）穿刺时动作轻柔，注意穿刺针的角度和方向与皮肤和血管一致。

（4）穿刺前尽量避免使用压脉带，如果血管不清晰必须使用，不要系得过紧，以免造成压力过高导致皮下出血。

（5）穿刺侧肢体固定。患者刚开始使用内瘘时存在不适应的现象，易造成穿刺针移位、脱出，要特别注意监护和提醒患者，确保肢体固定牢固。

2. 动静脉内瘘拔针

（1）撤除胶布时，注意固定针柄，防止撤除胶布时把针带出。

（2）拔针时，建议由穿刺者拔针，穿刺者熟悉进针角度和方向，避免造成血管的二次伤害。

（3）拔针时先进行检查，确保穿刺针斜面向上，避免斜面侧位，划伤血管及皮肤。

（4）将纱布垫放于针眼上方，拔针的同时用纱布垫按压住针眼位置；拔针后，用拇指迅速按压针眼处，按压 10～30 s。

（5）拔针瞬间按压力度要大，持续 5 s 后逐渐减轻按压力度，以既不出血又能触及震颤为宜。

（6）根据患者血压及内瘘情况确定按压时间，给予宽胶布固定，先紧后松，30～60 min 后不出血可撤掉。如果使用弹力绷带，先紧后松，5～10 min 后适当放松弹力绷带，30～60 min 不出血可撤掉；有出血则继续压迫止血。

（7）拔静脉针时需要注意上端静脉按压力度，按压力度过大动脉处容易渗血。

（8）老年患者皮肤松弛，静脉穿刺点为肘正中静脉时提醒患者不要屈肘，防止出血。

3. 并发症的处理

（1）针眼处出血：用拇指或掌心压迫止血，压迫部位以穿刺点为中心点，沿血管走向压迫。

（2）皮下血肿：用掌心压迫止血，止血后可以冷敷，同时注意随时观察内瘘的震颤与杂音。

（3）肢体肿胀：用掌心压迫止血的同时进行冷敷，处理后如肿胀范围未继续增大，可以在家中自行观察；如出现继续出血、肿胀，用掌心压迫内瘘血管的同时给予冷敷，并及时到医院就诊。注意内瘘的血管震颤与杂音。

（4）急性血栓形成：一旦发现血栓，应尽早干预，措施包括手法按摩、药物溶栓、手术切开取栓、内瘘重建等。

（5）感染：较少见且较易控制，遵循外科感染处理方法。

六、注意事项

（1）做好患者及其家属的宣教工作。嘱患者保持内瘘侧肢体的清洁，不要受压，保持合适的体重及血压，注意监测内瘘血管是否异常，注意保暖，加强锻炼。

（2）穿刺时遵守无菌操作原则，做好长期护理计划，如有异常及时处理。

第二十九章

负压封闭引流管的护理规范

负压封闭引流（vacuum sealing drainage，VSD）是指用含有引流管的聚乙烯酒精水化海藻盐泡沫敷料（VSD 辅料）来覆盖或填充皮肤、软组织缺损的创面，再用生物半透膜进行封闭，使其成为一个密闭空间，最后把引流管接通负压源，通过可控制的负压来促进创面愈合的治疗方法。

一、置管目的

（1）及时排出体腔、器官或组织中的脓性积液和坏死组织，以降低压力，消灭无效腔，消除对机体的炎性刺激，改变感染部位的生物环境。

（2）保证缝合部位的正常愈合，减少并发症的发生。

（3）通过观察引流物的量和性状，判断被引流区内创面情况。

二、适应证

（1）软组织挫裂伤及软组织缺损、感染。

（2）骨筋膜室综合征。

（3）开放性骨折可能或合并感染者。

（4）关节腔感染需要切开引流者。

（5）急、慢性骨髓炎需开窗引流者。

（6）手术后切口感染。

（7）溃疡、压疮。

（8）大的血肿或积液。

三、材质、特性及有效期

（1）引流管：硅胶、聚氨酯。

（2）VSD 敷料：亲水性材质，和皮肤具有相容性，多孔，富有弹性，引流液易通过，2 年内可在自然界降解成水和二氧化碳等无害物。

（3）生物半透膜：透明敷料，成分为聚氨酯，是一种具有分子阀门作用的透性粘贴薄膜，成品装在无菌塑料袋内，一次性使用。

（4）有效期：引流 5～7 d 拔管或更换 VSD 敷料，引流量少于 20 mL 可拔除，引流瓶有效期为 1d。

四、置管操作要点

（1）由医生彻底清创或清除皮肤感染组织。

（2）将 VSD 敷料按创面大小修剪后贴附于创面并缝合。

（3）用无菌纱布擦净周围皮肤，使用生物半透膜封闭整个创面和 VSD 敷料。

（4）负压吸引：连接 VSD 敷料的引流管另一端通过三通管与中心负压吸引装置连接，调节最佳负压吸引状态，保持负压恒定（0.02～0.06 MPa），VSD 敷料明显瘪陷说明密封较好，负压效果满意。

（5）责任护士在医生置管后观察管形及 VSD 敷料情况，检查导管标识，记录置管日期，进行二次固定，防止导管滑脱。

五、导管护理

（1）术后患肢保持功能位，应经常更换患者体位，防止引流管被压迫或弯折而阻断负压源。

（2）严格执行无菌操作，防止并发感染。保持伤口敷料清洁、干燥，不可抓挠伤口。

（3）保持引流管通畅，避免弯折、扭曲、脱出。有意识障碍者应适当约束四肢。

（4）妥善固定引流管，保持各部位处于封闭状态，防止漏气。

（5）严密观察引流液的量、颜色，并正确记录，如有大量新鲜血液被吸出，应考虑创面是否有活动性出血，及时报告医生，做好相应处理。

（6）负压引流瓶放于安全位置，保持引流瓶低于伤口 60～100 cm，保持局部负压封闭状态。

（7）引流液的量占引流瓶的 2/3 时应及时倾倒，引流瓶每天常规更换，更换前应夹闭近端引流管。使用过的引流瓶洗净后用含氯消毒液浸泡 30 min，晾干，密封备用。

（8）疼痛护理：了解疼痛的性质、程度，正确评估疼痛的水平，必要时给予镇痛药物。

（9）并发症的处理。①引流管堵塞：可以向引流管中缓慢逆行注入生理盐水，敷料浸泡 10～15 min 变软后，重新接通负压源。②创面感染：如果患者出现发热、患肢肿痛加剧，应立即打开封闭创面进行检查，根据细菌培养结果给予抗生素治疗。③活动性出血：如果引流出新鲜血液且持续不止，或 24 h 内引流出血性液体 200 ～ 300 mL，应立即通知医生处理。④半透膜下积液：发现异常通知医生，可以采取添加 VSD 敷料、更换贴膜等措施。⑤负压源异常：主要有中心负压压力不足、中心负压表损坏、引流通路连接处漏气、引流管折叠几种情况，发现异常及时对症处理。

（10）健康指导：鼓励患者进食高热量、高维生素、易消化饮食，以促进创面内肉芽组织的生长，防止并发症的发生。进行功能锻炼，主要的锻炼方法是进行局部的肌肉收缩运动，并进行远端关节的功能锻炼，可有效防止关节僵硬等并发症的发生。

六、注意事项

（1）不可按压 VSD 敷料，以免吸附的液体被挤压到周围皮肤，不利于粘贴。

（2）负压效果观察：负压有效的标志是填入的 VSD 敷料明显瘪陷，半透膜下无积液。如果 VSD 敷料恢复原状，表明膜下积液或负压失效。

（3）密封管理，定期检查各接口；不能牵拉引流管，以免发生漏气，最好用绷带固定；接口松动常发生在近关节大创面及近会阴、手足等复杂创面。

参考文献

REFERENCE

［1］ 路潜，张美芬，田建丽．外科护理学 [M].3 版．北京：北京大学医学出版社，2022.

［2］ 李小寒，尚少梅．基础护理学 [M].7 版．北京：人民卫生出版社，2022.

［3］ 秦玉荣．临床常见管道护理规范 [M].合肥：中国科学技术大学出版社，2021.

［4］ 支修益，刘伦旭．中国胸外科围手术期气道管理指南（2020 版）[J].中国胸心血管外科临床杂志，2021，28(3)：251-262.

［5］ 王文丽，朱政，彭德珍，等．长期留置导尿管患者导管相关性尿路感染预防护理的最佳证据总结 [J].护士进修杂志，2019，34(16)：1473-1477.

［6］ 陈利芬，卫建宁，屈盈莹，等．经外周静脉穿刺中心静脉置管操作技术专家共识 [J].现代临床护理，2023，22(2)：1-9.

［7］ 姜颖．对接受侧脑室外引流术的脑室内出血患者给予引流管护理干预的临床效果 [J].中国医药指南，2022，20(15)：142-144.

［8］ 李嫚，段会会，马清华．乳腺癌术后早期引流量对引流管带管时间预测作用探讨 [J].社区医学杂志，2023，21(13)：701-706.

［9］ 张佳，刘艳．术后快速康复中引流管早期拔除对甲状腺癌患者预后的影响 [J].临床医学研究与实践，2023，8(13)：116-118.

［10］ 殷晓煜．肝胆管结石的规范化手术治疗 [J].中华普通外科学文献（电子版），2015，9(4)：259-260.

［11］ 王英杰，马影蕊，王海波，等．负压封闭引流装置在创面治疗中的操作技术难点及解决方案分析研究 [J].中国医学装备，2022，19(2)：186-190.

［12］ 黄健．中国泌尿外科和男科疾病诊断治疗指南 [M].北京：科学出版社，2020.